RECONCÍLIATE CON LA *comida*

Mónica Hefferan

RECONCÍLIATE CON LA *comida*

Cómo influyen las emociones, los pensamientos y la mente en tu alimentación

DIANA

Diseño de interiores: Alejandra Romero
Ilustraciones de interiores: Estudio Land
Diseño de portada: Planeta Arte & Diseño / Lisset Chavarria Jurado
Fotografía de portada: © GettyImages
Fotografía de la autora: © Del archivo de la autora

Bajo el sello editorial DIANA M.R.
Avenida Presidente Masarik núm. 111,
Piso 2, Polanco V Sección, Miguel Hidalgo
C.P. 11560, Ciudad de México
www.planetadelibros.com.mx

Primera edición en formato epub: noviembre de 2024
ISBN: 978-607-39-2103-9

Primera edición impresa en México: noviembre de 2024
ISBN: 978-607-39-1975-3

Este libro no es un tratado de medicina y no sustituye la consulta con ningún profesional de la salud. En tanto que los consejos y sugerencias contenidos en este libro no están destinados a remplazar la terapia psicológica y/o la consulta médica, la autora no asume responsabilidad alguna por el uso que se dé a la información derivada de este libro, ya que solo debe ser considerado como un material de lectura.

Impreso en los talleres de Litográfica Ingramex, S.A. de C.V.
Centeno núm. 162-1, colonia Granjas Esmeralda, Ciudad de México
Impreso y hecho en México — *Printed and made in Mexico*

Para Xime, Panchis, Mi Canija, Sant y LuisFer.
Gracias por haberme acompañado en mis
procesos más difíciles.

TESTIMONIOS DE LAS MUJERES QUE HAN APLICADO LAS ENSEÑANZAS DE LA ACADEMIA DE NUTRICIÓN ENERGÉTICA

«Moni querida, gracias por todo. Estoy superagradecida y feliz por todo lo que nos compartiste y por este maravilloso e invaluable aprendizaje. Creo que nunca me había sentido tan cómoda con mi cuerpo y con una relación tan armónica. Siento una diferencia muy grande después de cada comida. Me cambió muchísimo la perspectiva de la alimentación y cómo funciona mi cuerpo. Me siento muy diferente en él, reconciliada y en paz después de haber hablado, perdonarnos y reconciliarnos».

«Hace relativamente poco que estuve contigo en la Academia y el proceso fue maravilloso. Con altibajos, como me lo dijiste, no es un proceso lineal, y tuve mis recaídas en mi relación con la comida, pero siempre retomo el amor y me funciona. Me cayó el veinte de que "más vale tener un alma y un cuerpo saludables que un cuerpo delgado de revista *fit*" a que tu cuerpo carezca de nutrientes y de lo que necesita para estar saludable, ¡cuando eso es lo que debería tener prioridad sobre todo! ¡Ahora estoy aprendiendo a escucharlo y aprendiendo a darle lo que me pide para recuperarse poco a poco, lo cual es increíble! La Angie antigua se hubiera frustrado por no poder hacer ejercicio y quizá me hubiera forzado a hacerlo, sumándole una dieta restringida por no poder dar el cien en las rutinas... La Angie después de la Academia le ha dado bienestar al cuerpo y se toma las cosas con calma y desde el amor interno, prioriza lo que me pide para poder estar saludable. Gracias, Moni, por ser una luz increíble y darnos un destello a cada una de nosotras, que aprendimos contigo».

«Me fui de fin de semana con una amiga, me disfruté tanto, sin criticarme ni juzgarme, con traje de baño; me olvidé de la celulitis, de los gorditos traumantes, etc. Comí sin culpa, con antojo y con amor, disfruté de mi cuerpo y mis *selfies*, amé mi propia compañía. Por primera vez, salí con mi amiga sin compararme, sin hacerme chiquita por la diferencia de cuerpos, caracteres, gustos, color de ojos, etc. Puedo decir que me he liberado de juicios y prejuicios. Cada día me amo más y me acepto tal cual soy. Gracias a tu Academia de Nutrición Energética. Te amo y me amo, y también me inspiras cada día. Gracias, Moni».

«Cada que escucho a Moni es un recordatorio de amor propio y en su nuevo pódcast reconecté con mi ser y mi alma. Volví a ser yo desde el amor. Necesitaba esta reconexión, Moni. Gracias por hacer tu sueño realidad y así ayudar a cumplir el sueño de muchas y muchos».

«Hermosa, tengo una amiga de años *superfit*; tenía más de dos años que no la veía por la pandemia. Siempre que nos veíamos yo sufría, no me sentía cómoda con mi cuerpo, me criticaba a mí misma, nunca encontraba qué ponerme, según yo, adecuado para quedar bien con ella, ni siquiera sabía por qué era superincómodo para mí vernos en persona, pero ayer pasamos la mañana juntas y no sabes cómo lo disfruté sin pena a nada. Comimos, platicamos y no me estresé por cómo me veía, ¡para nada! Fui yo; quien soy desde el amor y en total aceptación. ¡Qué liberador! Una vez más: gracias, Academia de Nutrición Energética. Gracias, Moni, por ser y estar».

«Moni, muchas gracias por ser mi guía para llevar una relación sana con la comida y no restringirme ni tenerle miedo. Ahora estoy reconciliándome con ella, pero en especial con cosas azucaradas, llevando esta reconciliación desde el amor propio. También te agradezco infinitamente por siempre estar ahí y escucharme. Sigue impactando con tu experiencia de vida a mujeres fuertes y hermosas como tú. Te mando un fuerte abrazo».

«Moni, estoy super superfeliz porque he visto muchos cambios desde que entré en la Academia. Disfruto más de la comida, como de todo y he estado adelgazando. Me siento más ligera, bailo y hago ejercicio por gusto y no por obligación. Gracias, Moni. Siento muy bonito todo lo que me dices y recibo tus palabras con el corazón».

«Tenías razón en la llamada que hicimos cuando me dijiste que esperabas que la Academia se convirtiera en el mejor regalo que podría darme. ¡Fue completamente así y superó mis expectativas! ¡¡¡Gracias, gracias, gracias!!!».

«Quiero contarte sobre mis avances y agradecerte infinitamente porque en este tiempo he aprendido tanto y me he nutrido con todos tus conocimientos y con las experiencias que compartimos entre todas. Soy más consciente de mí y mucho más amorosa conmigo, ya no me critico ni juzgo como antes, y me procuro a mí misma el amor que antes esperaba recibir del exterior. Voy poco a poco interiorizando que soy hermosa y perfecta tal como soy y que no tengo que esperar a estar en el peso que considero "ideal" para disfrutarme y darme permiso de brillar».

«Desde hace mucho no me tomaba una foto que me gustara y esta semana me tomé varias *selfies* y me encanta cómo me veo; me siento tan diferente. También me estoy atreviendo a mostrarme y a grabarme en mi cuenta profesional de Instagram. Esto es algo que desde hace mucho quería hacer, pero no me atrevía porque no me sentía suficiente. Ya no siento antojos incontrolables como antes y ahora, si realmente hay algo que quiero comer, me doy el gusto, pero ya no con atracones, sino con una porción sana, disfrutando realmente de aquello que estoy comiendo y sin culpas. Todo esto gracias a todo lo que he aprendido de ti y al amor con que haces lo que te apasiona. De verdad, ¡muchas gracias, Moni linda!».

«En la Academia de Nutrición Energética aprendí a verme con ojos de amor y así ver a los demás, a ser paciente conmigo, sin juzgarme, a escuchar a mi cuerpo sin criticarlo, dejé de confiar en la báscula y en las dietas para confiar solamente en mí. Descubrí mi verdadero valor y ahora me amo más. Gracias, Moni».

«Estoy escuchando a mi cuerpo y, cuando tengo hambre, como. Sé que mi cuerpo está para desechar no para acumular. Siempre que empiezo a comer y a preparar mi comida lo hago con agradecimiento, sabiendo que me va a nutrir y que mi cuerpo lo va a asimilar bien y lo va a aprovechar como debe ser para sentirme mejor, y siempre la recibo con amor. Gracias por todo lo que nos enseñaste».

«Te comparto que tenía años que en cada clase de zumba me escondía de los espejos porque no me gustaba verme. Me avergonzaba mucho de mí misma. Hoy es el primer día que disfruté viéndome bailar en el espejo, con aceptación y amor, sin juzgar mi maravilloso cuerpo. Entre lágrimas te escribo que le pedí perdón por haberlo ignorado y haberme avergonzado de él. Este es mi cuerpo, que agradezco con tanto amor; finalmente puedo decir que hice las paces con él y me liberé. Gracias, Moni, por ser parte de este proceso».

«Moni, me di cuenta de que traía como una gran carga en mi mente y en mi ser. Eran solamente kilos emocionales y gracias a tus enseñanzas aprendí a identificarlos. Ahora soy más libre que nunca con la comida. Esta ahora es mi gran amiga. Soy feliz, muy feliz, y segura de mí misma».

«Moni, desde hace un tiempo que quiero escribirte. El día que nos pediste que pidiéramos una señal al Universo yo le pedí encontrarme con un venado. La razón es porque en el área donde vivo hay un cerro a 3 kilómetros, aproximadamente, y muy seguido voy con mis perritos a caminar y solo he visto venados un par de veces en muchos años. Cada vez que iba al cerro buscaba verlo. No fue ahí donde lo vi la primera vez, fue en otro lugar, entonces no lo relacioné. Era un venado bebé y solo llamó mi atención verlo tan pequeñito. La segunda vez caminaba hacia el cerro, aún no llegaba a él, y solo sentí que sus ojos me estaban observando, volteo y solo alcancé a ver su carita. Ya estaba oscureciendo, entonces pensé que me lo había imaginado. Hace una semana estaba caminando igual hacia el cerro y se detuvo frente a mí, tal vez como a 50 metros de distancia, y entonces entendí que era la señal. Cómo no lo pude ver antes. Por un momento pensé que me lo estaba imaginando, aunque era tan real y mis perros no se dieron cuenta; quise sacar el teléfono para grabarlo y entonces se dio la vuelta y se fue, por lo que no alcancé a grabarlo, pero en esa ocasión me acompañó mi esposo y le pregunté: "¿Viste un venado?", y me dijo que sí. ¡Desde ese día me siento feliz! Es algo dentro de mí que solo puedo expresar como amor. Quise compartir esta experiencia con ustedes, chicas, y de verdad espero que ustedes también tengan ya su respuesta y puedan sentir lo que yo siento desde ese día. Me da tanta seguridad, tanta confianza y tanto amor saber que no estamos solas en este Universo infinito y que hay tanto tanto amor y tanta felicidad para todas nosotras. Y está dentro de nosotras, de nadie más. ¡Moni, eres un ángel y gracias a ti pude tener esta experiencia tan bella!».

«¡Hola, Moni! Me encantaría poder compartirte el constante avance que he ido teniendo desde que estuve contigo en la Academia. No solo me cambiaste a no tenerle miedo a la comida, ¡sino a ver la vida de diferente forma! Adopté y sigo haciendo muchas de las cosas que nos enseñaste; me gusta disfrutar de mi comida, de pensar que es energía para nutrirme y que mi cuerpo está diseñado para quedarse con lo que necesita y desechar lo que no. Eso, a su vez, desencadenó un amor hacia mí misma, a quererme cuidar y a verme con ojos del alma, como tú siempre nos dices. También aprendí a aceptarme tal y como soy y a apreciar mi belleza interna. Hoy, a poco más de un año, Moni, he tenido altibajos, porque en todos los procesos hay recaídas y he estado a punto de querer tirar la toalla y volver a hacer dietas restrictivas, pero hoy vivo mi vida y estoy en mi mejor momento para sanar la relación conmigo misma. ¡He bajado de peso y he comido de todooooo! ¡Jamás pensé que eso sería posible! Pero ahora me siento bien, no me culpo, no quito alimentos, no hago el doble de ejercicio, ahora solo disfruto, y mi percepción de muchas cosas ha cambiado. Lo mejor de todo es que hoy me siento más segura de mí, de mi cuerpo, me siento diferente, ¡¡¡me siento libre y me siento literalmente con ganas de comerme el mundo!!! Vivo sin restricciones, escuchando a mi cuerpo y dándole lo que necesita, sin dejarlo pasar hambre... Me encanta verme en el espejo y, aunque me encanta lo que veo físicamente, ¡¡¡te digo que me enamoro de lo que veo por dentro!!! Muchas gracias, Moni, por compartir tu luz con el mundo».

ÍNDICE

INTRODUCCIÓN 17

CAPÍTULO 1: EXPLORA TUS KILOS EMOCIONALES 22

CAPÍTULO 2: LIBERA TUS KILOS EMOCIONALES 34

CAPÍTULO 3: LA VITAMINA MÁS PODEROSA ES LA FE 46

CAPÍTULO 4: DIALOGA CON EL UNIVERSO 58

CAPÍTULO 5: CAMBIA LA PERSPECTIVA QUE TIENES SOBRE EL PROPÓSITO DE TU CUERPO 68

CAPÍTULO 6: DESCUBRE TU SABIDURÍA MÁGICA 80

CAPÍTULO 7: ENCUENTRA TU NUTRICIÓN ESPIRITUAL 90

CAPÍTULO 8: LA CLAVE ESTÁ EN ACEPTAR QUE TODO CAMBIA 98

CAPÍTULO 9: EL AMOR TRANSFORMA TU CUERPO 108

CAPÍTULO 10: CONVIÉRTETE EN EL CAMBIO QUE QUIERES VER 116

CAPÍTULO 11: LA ARMONÍA DE TU CUERPO ESTÁ EN EL PODER DE TU MENTE 124

CAPÍTULO 12: MEDITACIÓN A TRAVÉS DE LOS ALIMENTOS 134

CAPÍTULO 13: CONÉCTATE CON TU ESENCIA DIVINA 144

CAPÍTULO 14: CONVIERTE TU COMIDA EN UNA EXPERIENCIA SAGRADA 156

CONCLUSIONES 166

ANEXO 1: PREGUNTAS Y RESPUESTAS 172

ANEXO 2: RECETAS 188

INTRODUCCIÓN

Comencé a escribir este libro en medio de una pandemia porque me di cuenta de que, en momentos como esos, la nutrición espiritual es lo único que nos puede sacar adelante. Al ser nutrióloga, sé que el enfoque de nutrir nuestro cuerpo es sumamente poderoso, pero si solo nos concentramos en el aspecto físico de nuestra persona, nos perdemos de lo más nutritivo que podemos encontrar en este planeta: nuestra conexión espiritual.

A un nivel profundo, lo que realmente nos pide nuestra hambre física no es únicamente una alimentación sana, sino nutrir nuestro corazón con un encuentro divino para así poder contactar con nuestra propia luz interna.

En mi primer libro, *Nutrición energética*, hablé acerca del proceso que viví para sanar mi desorden alimentario y, a diferencia de esta obra, quiero compartir contigo los procesos de nutrición espiritual que aprendí y trascendí a raíz de mi divorcio, después de un matrimonio de diez años. Te voy a platicar la historia…

A los 24 años, y después de mucho tiempo sin vernos, me reencontré con la persona con quien me terminaría casando. Mi exesposo fue mi compañero de preescolar y fuimos muy buenos amiguitos durante ese periodo de nuestra infancia. Como teníamos tantas fotos juntos, de vez en cuando le daba un vistazo a mi álbum para recordarlo.

Yo me fui a vivir a Brasil a los 6 años, él se fue a Washington y nos distanciamos por completo. Casi dos décadas después, una amiga me invitó a una fiesta con puras personas que no conocía, y aunque es muy raro que yo acepte ese tipo de invitaciones, algo en mi interior me dijo que fuera. Al llegar a la fiesta, la mamá de mi exesposo me abrió la puerta y, sin saberlo, estaba en su casa. ¡No sé ni cómo, pero lo vi a la distancia y supe que era Javi, mi amigo del kínder!

Desde ese día empezamos a salir, aunque él seguía yendo a Estados Unidos a hacer su MBA (Master of Business Administration). Para no hacer larga la historia, tres meses después, me dio el anillo, a los ocho meses nos casamos y después nos fuimos a vivir a Nueva York.

Agradezco al Universo haberlo puesto en mi camino, pues fue el mejor compañero que pude tener durante los siguientes diez años de mi vida, y gracias a las experiencias que viví con él, hoy en día soy una persona más profunda y auténtica con mi verdad.

Hoy por hoy, sé que pude haberme ahorrado mucho sufrimiento si hubiera podido sanar mi relación conmigo misma años atrás y si hubiera aprendido a amarme más en ese entonces. También me puedo dar cuenta de lo mucho que se deterioró mi relación con Javi por el desorden alimentario que tuve, porque cuando no estamos bien con nosotras mismas y estamos en constante lucha con la comida, es muy difícil estar bien con los demás.

Al mismo tiempo, también sé que mi divorcio me abrió las puertas para ser la versión más brillante y empoderada de mí misma, después de haber tocado fondo con la mayor tristeza que había vivido en mi vida. Nuestra separación se dio con mucho amor, entendimiento y respeto, pues ya sabíamos que estábamos caminando por vías diferentes. Y decidimos darnos la oportunidad de volar en direcciones distintas, lo cual, desde mi perspectiva, define lo que realmente significa amar a alguien desde la libertad.

La serie de milagros y sincronías que me abrió la vida a raíz de este sufrimiento fue extraordinaria porque me permitió confiar en los planes que no tenía bajo mi control. Y, al mismo tiempo, me colocó en manos del Universo, lo que me enseñó que no estoy sola y que siempre hay una energía de amor protegiendo cada uno de mis pasos.

Este libro está escrito para ayudarte a nutrir tu espíritu y ayudar a que te ames más profundamente, para que, sin importar lo que pase a tu alrededor o las experiencias internas que estés viviendo, tengas herramientas que te lleven a estar saludable emocional y espiritualmente; a que te reconcilies con la comida, con tu alimentación, para que, al mismo tiempo, hagas las paces contigo misma.

Todos estos conceptos que aprenderás no solo son aplicables si tienes un desorden alimentario o problemas con la comida y tu peso, sino también si estás en batalla con tu cuerpo, tus relaciones y tu vida en general. Todas las herramientas que conocerás serán de gran ayuda para cualquier tipo de patrón adictivo o destructivo que tengas en tu vida.

Muchos de los principios que leerás son de origen espiritual, por lo cual te invito a quedarte con las palabras que te resuenen y a dejar a un lado las que no. Cuando leas la palabra «Universo», siéntete libre de remplazarla por palabras como Dios, Amor, Energía, Espíritu o cualquier término que tú prefieras.

Mi propósito no es orientarte hacia ninguna creencia en específico, sino más bien inspirarte a que encuentres tu propio significado de lo que es el Universo (Dios, como yo también lo llamo), en cualquier forma, lenguaje o significado, y que sea lo mejor para ti. Este es tu viaje y tú decides cómo vivirlo.

Lo que vas a hacer a través de estas páginas es ampliar la conexión contigo misma. Dicha conexión de la que estoy hablando es tu espíritu, sabiduría interna, y la voz del corazón. Esta parte tuya es la que no has podido ver, tocar o la que haces a un lado, y es la única que te puede sacar adelante cuando vives situaciones extremadamente dolorosas. Te darás cuenta de que cuando integres las partes más profundas de ti que has rechazado, escondido y evadido, comenzará tu sanación.

También quisiera honrar tus ganas de tomar este libro en tus manos y empezar a leerlo. Tu persona se acerca a estas palabras con una historia e intención propias; sin embargo, tuviste una voz interna que te acercó a él porque estás lista para trabajar, así como para darle luz a algún aspecto de tu vida, mejorarla y ayudarte a ti misma. Ese es el paso más radical en este proceso de sanación detrás de las palabras que encontrarás aquí.

Quiero que sepas que el 90% de tus resultados se darán simplemente por tu voluntad de estar bien. Cada página que leas literalmente representa este compromiso que tienes de encontrarte a ti misma. Si te dedicas a responder los ejercicios de reflexión en una libreta y a hacer las meditaciones que te sugiero en cada capítulo, tendrás cambios maravillosos. Quiero que te honres por hacer este camino. Haz una respiración profunda y realmente asimila lo que significa dejarte ser guiada por tu voz interna.

En el ámbito físico, mi experiencia personal y profesional me ayudó a entender que muchas veces la comida nos brinda ese confort, apapacho, amor y seguridad que pensamos que nos hace falta. Sin embargo, también pude entender que no hay nada externo que nos pueda brindar ese sentimiento de amor, ya que solamente explorando las profundidades de nuestra alma nos damos cuenta de que el amor que estamos buscando ya se encuentra dentro de nosotras.

En el momento en que basas tu felicidad y seguridad en algo externo, te separas del poder interno con el que naces. Y justamente ese poder interno es tu principal nutrimiento y el único que te puede dar ese amor y esa seguridad que estás buscando a través de la comida.

Cuando la vida te pone bajo estrés, en lugar de recurrir a comer y obsesionarte con tu cuerpo como refugio, puedes acceder a este espacio infinito de amor que existe en ti. Todo sufrimiento es un regalo para rencontrarte a ti misma. Y cuando te das permiso de tocar la profundidad de tu Ser, puedes dejar ir el control y entrar en un espacio de amor y confianza. De eso se trata este libro.

Mis momentos de mayor sanación llegaron en mis periodos de mayor sufrimiento y tristeza. Primero fue a través de mi anorexia y, años después, a través de mi divorcio. Durante esas épocas de crisis, lo único que me pudo sacar adelante fue entregarme a Dios/Universo/Amor y ponerme en manos de esta Fuerza Divina.

Detrás de este libro se encuentra una reconciliación profunda conmigo misma, con mi alma, con mi vida y con el ser humano que soy. Y mi deseo más profundo es que puedas hacer lo mismo con tu persona a través de estas palabras.

Con amor, Moni.

CAPÍTULO 1

EXPLORA TUS KILOS EMOCIONALES

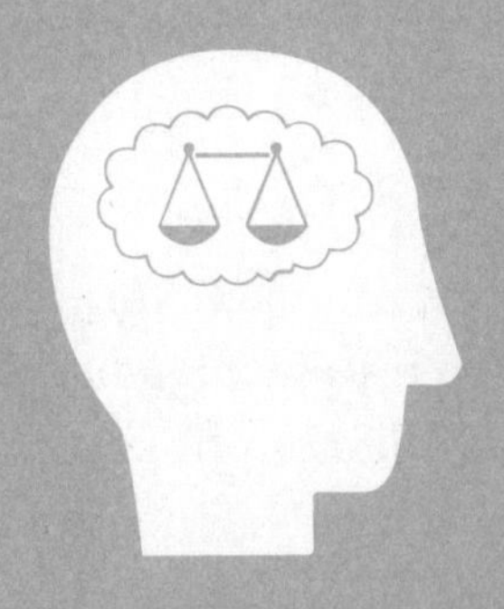

Año tras año me perdí a mí misma al creer que mi siguiente dieta me iba a cambiar la vida, que el nuevo programa alimentario me iba a ayudar a sentirme cómoda con mi cuerpo y que las soluciones a mis problemas las iba a encontrar mediante el control de mi alimentación. De lo que no me daba cuenta era de que **la solución no estaba en el control ni en la comida, sino dentro de mí misma.** Poco a poco comencé a descubrir que si quería una solución permanente, necesitaba hacer de manera diferente las cosas. Esto implicó darle prioridad a otro aspecto de mi persona al que nunca le había prestado atención: mi espíritu.

Si reflexionas al respecto, cuando hablamos acerca de los temas de alimentación, dietas y comida, las palabras «control» y «manipulación» están íntimamente relacionadas. La necesidad de seguir un régimen alimentario y manipular esta área de nuestra vida viene con un sentimiento detrás de no querer desmoronarnos o sentirnos fuera de control.

Ya sea que dejes de comer, estés comiendo en exceso, vomitando, laxándote o lo que sea que estés haciendo, estos son mecanismos de control que evitan que seas naturalmente guiada por una Fuerza más grande que vive dentro de ti y está presente en ti en todo momento. Este será uno de los fundamentos principales de este libro.

Cuando tratas de controlar tu alimentación, invariablemente intentas controlar tu vida porque, a un nivel muy profundo, necesitas sentirte segura. Esta percepción de control corta tu conexión con el Universo y tu capacidad infinita para experimentar el amor divino que vive dentro de ti. Es decir, estás cortando la comunicación con tu intuición, tu guía interna y tu relación íntima a partir de un poder mucho mayor que está destinado a fluir a través de tu individualidad.

Esta Fuerza Universal está destinada a guiarte, abrirte puertas y ayudarte a curar viejas heridas.

Pero cuando estás parada en un lugar en el que tratas de controlar tu alimentación a través de dietas y restricciones, estás yendo en contra de esta Fuerza Divina que te permite fluir. Cada pensamiento obsesivo acerca de cuánto comiste, las calorías que tiene cada alimento, cuándo será tu próxima comida o comer sin parar de manera inconsciente interrumpe tu conexión con el Universo.

Cualquier protocolo de nutrición que excluya el poder de tu espíritu crea un caos mental y un vacío emocional. Quiero que pienses en todas tus experiencias al seguir dietas que han causado que tu peso fluctúe, al limitar el consumo de alimentos que se te antojan y al saltar de dieta en dieta sin llegar a ningún lado. Yo te aseguro que con una conexión y una intuición espiritual estos procesos serán completamente diferentes.

Mucho de lo que vas a aprender en este libro parte de tomar decisiones desde un espacio de amor, basado en tu mente intuitiva. Vas a despertar esa conversación con tu interior y tu guía interna, y justamente esto es lo que necesitas si deseas sanar tu relación con la comida.

Caos mental y vacío emocional

A continuación, quiero platicarte un poquito de mi historia con la comida para que puedas confiar en las palabras que deseo transmitirte.

Todo comenzó cuando tenía 15 años y estaba en segundo de secundaria. Recuerdo claramente la primera vez que aprendí el significado de una caloría. Estaba en clase de Biología, la maestra nos estaba enseñando que la comida se dividía en carbohidratos, proteínas y grasas, y que cada uno de estos grupos alimenticios tenía un contenido calórico diferente. Este fue el día que cambió mi vida.

Esa obsesión se desencadenó por lo inadecuada y rechazada que me sentía en ese momento de mi vida, y ese fue el comienzo de una espiral que me llevó hacia un desorden alimentario que duró más de quince años.

En ese entonces, también me estaba costando mucho trabajo convertirme en mujer y aceptar que mi cuerpo ya no era el de una niña. Claramente me sentía disociada de mí misma (como «separada, alejada, dividida») y, sobre todo, era muy consciente de mi aspecto físico.

La soledad que sentía, lo inadecuada que me percibía, lo mucho que me estaba costando crecer y el sufrimiento que sentía en mi corazón me llevaron a controlar lo único que me hacía sentir poderosa, fuerte e indestructible: la comida. Cuando nos sentimos disociadas de nosotras mismas y del amor del Universo, la comida se puede convertir en nuestra forma de sustento y la manera en la que lidiamos con este sentimiento de vacío.

Pasé de tener una relación totalmente sana y disfrutable con la comida a una relación de restricción, miedo, ansiedad, culpa y control. Comencé con la eliminación de grasas, después de la comida chatarra, hasta que un día le tuve miedo al pepino porque mi maestra me había dicho que todas las calorías contaban.

Pasé de comer quesadillas, tortas, sándwiches, queso, carne, pescado, jugos, frutas, papitas, verduras, pasteles, donas, pizzas, etc., a comer exclusivamente cereal (porque era bajo en grasa), algunas frutas o verduras, y litros de agua para sentirme satisfecha. Durante mis primeros años restrictivos, claramente, tuve anorexia, y mi cuerpo sano y naturalmente delgado pasó a ser un esqueleto de 39 kilos que no tenía ganas de vivir.

Afortunadamente, me pude recuperar de la anorexia gracias a la motivación e inspiración interna que me despertó el amor y el sufrimiento de mi familia, pero mi desorden alimentario no desapareció por completo, sino que, años después, se convirtió en patrones de alimentación compulsivos y obsesivos cuyo común denominador era un control absoluto sobre mi comida. Hacía de todo: desde contar calorías de manera meticulosa, pasarme literalmente todo el día buscando dietas en internet, comer como fisicoculturista (la típica dieta de comer cinco veces al día) hasta tener una obsesión por comer sano cada minuto del día. Llegó el punto en el que ya no estaba disfrutando de mi vida por estar tan enfocada en la comida.

El infierno interno que sentía también lo sentían mis papás, mi hermano, mis amigas y, años después, mi ahora exesposo. Cuando tenía 15 años, mi mamá dejó de ser una gran cocinera y lo único que hacía era llorar en los pasillos del supermercado al darse cuenta de que ya no sabía qué escoger, porque lo que compraba antes ya no me lo comía. Mi papá lloraba de impotencia al verme tan delgada, y mi hermano callaba su tristeza y la somatizaba en forma de una tos asmática crónica.

Mis amigas de la escuela no querían salir a eventos conmigo por miedo a que dejara de comer y también cancelé varios viajes por temor a comer algo que no estuviera dentro de mi «plan de alimentación». Asimismo, recuerdo claramente cuando a los 26 años mi exsuegra nos visitó en Nueva York y en un restaurante me comentó lo preocupada que estaba al verme sufrir tanto con la comida. Ese fue otro momento de tocar fondo para mí.

Cuando mi desesperación ya era demasiado grande, hice algo que nunca había hecho en mi vida: me hinqué y pedí ayuda al Universo, porque con mis propias fuerzas ya no podía seguir adelante. Esta fue la primera vez en la que no pude más y deseé un camino diferente.

Para mi sorpresa, me percaté de que cuando pides ayuda desde lo más profundo de tu corazón y estás abierta a recibirla, la vida indudablemente te responde con caminos que te van a traer más luz.

A partir de este momento comencé a darle prioridad a otro aspecto de mi persona, al cual nunca le había prestado atención: mi espíritu. A través de maestros, libros, cursos, talleres y certificaciones me pude ir conociendo más a mí misma. Poco a poco pude sentir que era (y soy) mucho más que un cuerpo de carne y hueso, y que dentro de este cuerpo vive una energía increíblemente bella, infinita, amorosa, brillante y sabia. Esta energía no solo está en mí, sino que también se encuentra en todos los demás seres, y nos une a todos de una forma intangible y especial.

Hoy por hoy estoy agradecida por los problemas que se me han presentado a lo largo de mi vida porque han sido mis guías hacia la dirección correcta, y fue a través de mi despertar espiritual y una energía de amor hacia mí misma que pude sanar mi relación con la comida.

Estoy aquí para decirte que, aunque estés en un punto de adicción grave a la comida, de caos mental y vacío emocional, te puedes levantar. La experiencia de sanar mi relación con la alimentación y conmigo misma es algo que sin duda tú también puedes lograr.

Sanar tu relación con la comida no quiere decir que eres perfecta y que no ocurrirán algunas recaídas, más bien significa liberarte de los pensamientos obsesivos con la comida, de la necesidad de controlarla, o de que sea tu prioridad y te controle. También implica eliminar el juicio de valor que le das a los alimentos, así como sentirte libre para comer lo que quieras cuando quieras, para estar sana y experimentar el placer de estar con vida.

Comer no debería de ser una experiencia para esconder ni para controlar una emoción que no quieres sentir. El gran mensaje de todo esto es que sin importar si estás comiendo en exceso, limitada o con restricciones, **la manera en que te vinculas con la comida tiene una conexión directa con la relación que tienes contigo misma, tu mundo y tu vida.**

Cualquiera que sea tu relación, cualquier energía que aportes, tu comida es un reflejo de lo que sientes internamente. Es un reflejo de lo que sientes acerca de tu seguridad, tu propósito y tu misión de vida. Si tu sentido de seguridad, propósito y misión están fuera de alineación con la verdad de tu corazón, también lo estarán tus hábitos alimentarios.

MOMENTO DE REFLEXIÓN

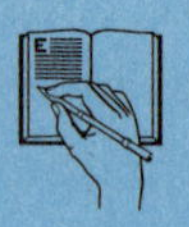

Antes de continuar, me gustaría compartirte el siguiente ejercicio de reflexión. Te sugiero darte unos minutos para hacerlo y anotar tus respuestas en una libreta.

1. Piensa en la forma en que comes. Tómate un momento para reflexionar acerca de esto y para escribirlo:

    - ¿Qué te viene a la mente cuando piensas en comida?
    - ¿Qué energía tienes cuando te acercas a la comida?
    - ¿Está controlando cada bocado?
    - ¿Comes lo que tu cuerpo te pide o lo que tu mente te dice?
    - ¿Sientes culpa, miedo o estrés antes o después de comer?

Personalmente, durante años, mi relación con la comida fue de mucho miedo. Al sentarme a analizar mis patrones alimentarios, me di cuenta de que la raíz de esto fue el haber crecido con unos padres sumamente aprehensivos que, sin quererlo, me transmitieron la creencia de que la vida era insegura.

Por ejemplo, recuerdo una ocasión en la que estaba de vacaciones en casa de mis abuelitos. Mis primos y yo nos habíamos trepado a los árboles para recolectar moras y nos las estábamos comiendo entre todos. Mis papás casi se infartaron porque nos íbamos a enfermar y nos hicieron escupir las moras y tirarlas a la basura. Evidentemente, los únicos que nos enfermamos fuimos mi hermano y yo.

También recuerdo que mi mamá nos daba plátanos en la carretera, antes de visitar la casa de una amiga de mi abuela, para que no pidiéramos algo de comer porque a su casa le faltaba aseo y no estaba fresco lo que ahí nos ofrecían.

Sé que mis padres no me sobreprotegían para hacerme daño, sino porque pensaban que hacían lo correcto. Sin embargo, cuando piensas que todo a tu alrededor te puede hacer daño, empiezas a crecer con la creencia de que la vida te va a lastimar y tienes que protegerte porque algo te puede suceder.

Creencias subconscientes tan simples como estas te pueden marcar la vida, y sin darte cuenta. Años más tarde, te enfrentas a situaciones que te lastiman, pues estas creencias se manifiestan en tu relación con la comida.

2. Si hoy tuvieras que describir tu propósito de vida, ¿encontrarías una conexión con la manera en la que te relacionas con la comida?

Tal vez pienses: «No tengo ni idea de cuál es mi propósito de vida», y esto se puede reflejar perfectamente en tu relación actual con la comida. Por ejemplo, cuando comes, ¿sientes que no tienes fronteras? ¿Estás tratando de controlar tu comida porque necesitas calcular tu vida exterior para sentirte segura y te sientes desconectada de tu interior?

Por muchos años, yo sentí que no tenía un propósito en esta vida, y ese vacío interior me hacía controlar y obsesionarme por todo lo que comía. Todo cambió el día en que pude internalizar que el simple hecho de estar con vida me hacía valiosa, y que no tenía que hacer nada, demostrar nada ni tener nada para ser mejor de lo que ya soy ahora.

3. ¿De qué manera tu condición interior refleja tu forma de comer? ¿Cuál es la correlación entre la forma en la que comes, tus elecciones alimentarias, la velocidad con la que consumes los alimentos y la forma de privarte de aquellos que te gustan por miedo a perder el control?

Tal vez las respuestas a estas preguntas se irán aclarando con el tiempo o quizá las tengas muy definidas. Pero independientemente de tus respuestas, el gran mensaje que quiero enfatizar en este primer capítulo es que tu relación con la comida refleja la relación contigo misma, con tu experiencia del mundo, tu sentido de seguridad y cuán satisfecha estás con tu vida.

Explora tus heridas de infancia

La relación que tienes con la comida se vincula también con la educación, la convivencia y el ejemplo que recibiste de tus padres. Lo que observamos y sentimos en nuestra niñez definitivamente nos marca de una manera muy fuerte.

En mi caso, comencé a ser muy consciente de mi aspecto físico en la primaria. Me acuerdo cuando mis amigas y yo hacíamos pijamadas y nos poníamos a escribir listas para clasificar a nuestras mamás de la más a la menos atractiva.

Me dolía en el alma cuando mi mamá no era elegida en este concurso. Me enojaba que no fuera como las otras mamás, pero, sin duda, su prioridad estaba en lo intelectual, en sus libros, no tanto en lo físico.

Lo que yo no sabía era que ella llevaba años batallando con su peso y con su aceptación corporal. La manera en la que mi mamá se dirigía con miedo a la comida de alguna manera se me quedó grabada en un nivel inconsciente. Y siento que, años después, este miedo, aunado a mi propia falta de aceptación corporal y de sentirme inadecuada y fuera de lugar en mi círculo social escolar, fue el detonante que intensificó mi desorden alimentario.

Amo a mi madre, de hecho, hoy por hoy, entiendo que ella estaba dando el mejor ejemplo que podía bajo sus propias circunstancias. Estoy muy agradecida por todo lo que crecí al convivir con ella.

De ninguna manera veo esa situación de cualquier otra forma que no sea de agradecimiento por las lecciones que he aprendido.

Sin embargo, antes de llegar a un lugar de agradecimiento, tuve que reflexionar y hacerme consciente de todas estas circunstancias y de mi propia historia personal. Si tú nunca has abordado esto, e incluso si lo has hecho, me gustaría que esta semana hicieras un inventario acerca de cuál fue la relación con la comida en tu casa. Responde la siguiente pregunta:

¿Cuál era la energía que había alrededor
de la comida en tu hogar?

He platicado con muchas pacientes que crecieron con madres demasiado conscientes de su cuerpo y que hacían sentir a sus hijas inadecuadas. También he hablado con personas que crecieron en hogares muy humildes y que en la actualidad sentían que tenían que comer en exceso porque la comida nunca iba a ser suficiente. O con mujeres que crecieron en hogares donde la gente solía enfocarse en el peso, y por eso hoy en día ellas estaban siempre vigilantes del suyo o que subían y bajaban constantemente de peso. O bien, tal vez tus heridas no vengan directamente relacionadas con la dinámica familiar y la comida, sino de algún comentario en el que te dijeron que no eras lo suficientemente valiosa y recurriste a los alimentos para encontrar un lugar de consuelo.

Me encantaría que te permitieras profundizar en este tema y reflexiones con serenidad sobre él; créeme, es muy importante que lo hagas:

Para ti, ¿cuál es la historia de fondo en torno a la comida?

Aunque ya hayas platicado un millón de veces con tu terapeuta, date la oportunidad de hacerlo de nuevo contigo misma. Ve más adentro. Descubre más. Siempre hay más por mirar para así dejar que eso se transforme en algo hermoso.

Cuando comes en exceso, es porque estás tratando de controlar un sentimiento que evitas sentir. También ocurre cuando no comes y te restringes la comida, o cuando controlas minuciosamente la comida y te la vives de dieta en dieta. En todos estos casos, de fondo existe un sentimiento que no quieres sentir.

Ese es el gran tema del próximo capítulo, así que prepárate para explorar de forma amorosa y compasiva los sentimientos que tienes guardados en tu corazón. Recuerda que este proceso es profundo y que lo puedes llevar al ritmo que mejor se sienta para ti.

CAPÍTULO 2

LIBERA TUS KILOS EMOCIONALES

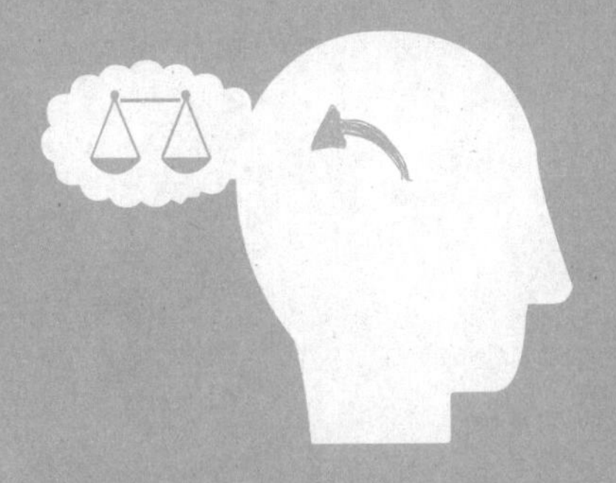

Cuando empecé a explorar mis kilos emocionales, me percaté de que si usamos la comida para tapar nuestras emociones, nos perdemos de uno de los regalos más grandes que nos da la vida: sentir. Ya sea tristeza, gozo, melancolía, felicidad, soledad, ansiedad o paz, las emociones nos permiten ser vulnerables, fuertes, poderosas y auténticas.

Personalmente, te puedo decir que cuando logré abrazar todas mis emociones, mi cuerpo empezó a fluir. Y cuando me di cuenta de que ni en los momentos más difíciles de mi divorcio usé la comida de manera compulsiva y obsesiva para tapar lo que estaba sintiendo, supe, sin lugar a dudas, que la comida ya era una prueba superada para mí.

La obsesión y el control por la comida se detonan cuando hay un sentimiento que estás evitando. En ese lugar donde no te permites sentir la presencia del sentimiento que estás experimentando, cortas la conexión con la vida y con esa libertad para respirar, para tomar la decisión consciente y correcta, para escoger si quieres comer un plato de pepinos o una barra de chocolate sin sentirte culpable. La libertad se desvanece cuando evitas tus sentimientos.

Cuando reprimes lo que sientes, bloqueas tu propia sanación, pero cuando permites que tus sentimientos afloren, al estar presente y sin juzgarlos, empiezas a sanar desde el fondo de tu corazón. Esa curación es lo que te permite ser libre, pero la cuestión es que somos adictas a las dietas para evitar sentir.

Mucha gente piensa: «Si no sigo una dieta, voy a perder el control». La realidad es que estar brincando de dieta en dieta es una forma de control: **comer en exceso, metódicamente o en escasez es tratar de controlar lo que te prohíbes sentir.** La obsesión por las dietas es un tipo de control, ya que la obsesión mental o emocional por la comida te desconecta por un instante de lo que realmente te preocupa.

Este trabajo interno para rencontrar tu alma es el que te sana de toda esa restricción y ese control alrededor de la comida. Te juro que yo viví obsesionada con mis reglas de alimentación más de 15 años, y el día en que pude deshacerme de todas esas obsesiones fue el día en que decidí enfocarme en mi espíritu.

Cuando construimos nuestras raíces espirituales, empezamos a tener una relación sana con los hábitos alimentarios que llevamos a cabo todos los días. Este punto es el que elegimos para llevar a cabo ciertos patrones alimentarios desde el amor propio.

Realmente no importa lo que decidas hacer con tus prácticas alimentarias, siempre y cuando te causen un bienestar físico, mental y emocional, y estén basadas en una conexión espiritual de amor. Mientras esto no sea así, todo lo que hagas te seguirá manteniendo en un patrón de subir-bajar de peso y brincar de dieta en dieta.

El gran concepto de este libro es cómo nuestra relación con la comida está vinculada con nuestra relación con el Universo. Cuando estamos en patrones adictivos de cualquier tipo, decidimos actuar desde el miedo, lo cual nos lleva a tener comportamientos destructivos, a atacarnos, a abusar de nosotras mismas y a juzgarnos.

Cuando no estamos alineadas con nuestro estado real de amor, estamos en separación, disociadas. *Separación* significa desconexión del Universo, del Amor, del Espíritu. Es ese lugar en el que tal vez has estado en algún punto de tu vida, ya sea como una niña inocente corriendo en un parque, o cuando sientes expansión al estar con amigos cercanos que te apoyan y te quieren, o ese sentimiento de libertad cuando bailas, cuando estás en tu estado más inspirador o meditando. Esos destellos cuando estás en presencia del amor y te sientes conectada a la vida son los indicados para abrir tu canal y para sentir tu unión con el Universo.

Tal vez te sea difícil recordar esos momentos en los que te sientes sumamente conectada, pero yo te aseguro que los has sentido.

Y quiero que te des cuenta de que cuando te encuentres en un lugar donde te sientas perdida o sin esperanzas, siempre estás a un paso de reconectarte con el amor a través de tu poder de elección.

Lo que puedes hacer es empezar a inclinarte cada vez más hacia el amor. A medida que comienzas a caminar en esa dirección, tus comportamientos destructivos, miedos y dudas comienzan a desvanecerse. Esos patrones ya no pueden convivir contigo cuando eliges estar bajo esta alineación.

Tu nuevo mantra puede ser: «Elijo alinearme con la energía del amor ante esta situación que estoy viviendo».

Cambia tu frecuencia emocional

Poniéndome como ejemplo, te voy a compartir que, durante mi divorcio, elegí conscientemente inclinarme hacia el amor. En cada momento de miedo e incertidumbre, me hincaba y pedía fuerza para actuar siempre desde ahí. Y en ese espacio, la conciencia del amor se convirtió en mi realidad, y la vida se encargó de reflejármelo con una serie de señales y sincronías que solo podían darse bajo esa frecuencia.

La primera sincronía se dio cuando me enteré de que mi exesposo ya estaba saliendo con otra persona. En ese momento, pedí fuerzas para desearle solamente amor, y al mismo tiempo sentí un fuego que me empujaba a ver por mí y para salir adelante. Esa semana, sin buscarlo, me llegó un *e-mail* de una revista llamada *CorpoSano*, en la que me decían que les había gustado mucho mi página web y querían entrevistarme para su canal de YouTube. Sin pensarlo, tuve una voz interna que me dijo: «Hazlo», e inmediatamente les dije que sí.

Cuando llegué a grabar mi primera entrevista con ellos, descubrí lo mucho que me apasionaba hablar frente a una cámara, y conocí un aspecto mío nuevo que me llevó a sentirme con motivación y felicidad después de muchos meses de depresión y tristezas profundas.

Este cambio de frecuencia emocional atrajo a la conductora de un programa de televisión que se encontraba en el lugar en el que me estaban entrevistando. Al escucharme hablar, le llamó mucho la atención lo que estaba explicando y me invitó a su programa la semana siguiente.

Sin darme cuenta, ya estaba saliendo en la tele, y de ahí me buscaron de otros medios de comunicación como *El Heraldo de México*, TV Azteca, Televisa y ADN 40. Literal, lo único que tuve que hacer fue rendirme ante el amor. Esta es la fuerza del Universo en acción.

Otro ejemplo de la sincronicidad que se me presentó al elegir el amor fue la publicación de mi primer libro: *Nutrición energética*. El momento en que lo empecé a escribir fue cuando recién me separé y me regresé de Nueva York a México, después de haber vivido diez años allá.

Para mí, fue un cambio de vida total porque regresé a vivir a casa de mis padres y empecé desde cero. Durante mi primer año de estancia, estaba tan triste que lo único que hice fue convivir con ellos y con mi mejor amiga. No salía y me despertaba llorando a diario. Un día, se me ocurrió sentarme a escribir, y cuando menos lo pensé, tenía terminado un libro.

No tenía contactos en editoriales, pero un día decidí salir de mi rutina depresiva y me animé a caminar por el bosque con un amigo. Entre la plática, le comenté que había terminado de escribir un libro, pero que no tenía idea de cómo ni en dónde publicarlo. Mi amigo me dijo que conocía a alguien que acababa de publicar el suyo y me pasó su contacto. Le marqué al día siguiente, me dio el teléfono del dueño de la editorial en la que él había publicado y, en un abrir y cerrar de ojos, mi libro fue publicado. El Universo estaba abriendo mi camino.

Hoy por hoy, entiendo que la felicidad es una elección que hacemos, y solo puede venir de adentro hacia afuera. Es hasta ahora que puedo comprender este concepto desde lo más profundo de mi Ser. Y quiero dejar claro que esto no implica dejar de tener altibajos, ya que siempre vamos a tener desvíos hacia el miedo, pero la diferencia es que también vamos a saber cómo regresar al amor.

Es esta entereza la que finalmente te hace sentir llena. Y es bajo esa presencia de amor con la que te sientes satisfecha, y, entonces, esa necesidad externa de control se convierte en confianza.

Cuando te das la oportunidad de elegir mirar tus situaciones con amor, elevas tu conciencia y te conviertes en una guerrera espiritual, no solo por tu propia libertad, sino para que seas capaz de elevar la energía de todos los que te rodean.

Esto es lo que justamente te alinea con tu misión y tu razón de estar viva. Y al tener una razón profunda de vivir, vas a querer nutrirte y amarte a niveles que te permitan alinearte con ese llamado interno.

Esto conlleva una gran responsabilidad: permitirte brillar. Más allá de tu peso, más allá de tu salud y más allá de tu felicidad personal, tienes que elegir dejarte brillar, aunque debo advertirte que es aquí donde hay mucho autosabotaje con la comida. **El miedo a enfrentarte y hacerte responsable de tu propia grandeza va muy ligado a todos esos malos hábitos, a los atracones y al control hacia la comida.**

Sentirte al fin llena implica abrazarte con todas tus emociones y sentirte conectada en tu relación con el Universo. Esto requiere sanar todos los bloqueos que te impidan sentir la presencia de este amor que está dentro de ti. El Universo no está afuera de ti, sino en ti. Tu respirar es el mismo respirar del Universo. Eres un Ser de luz, eres divinidad.

Cuando esto te queda claro y te das cuenta de que eres suficiente, no necesitas comer para controlar tus sentimientos, no necesitas llenarte eternamente y no necesitas privarte y abusar de ti misma porque finalmente estás llena. Ese es el tema principal aquí.

Sentirte llena de adentro hacia afuera te ayuda a sanar la relación con la comida y con cualquier otro tipo de adicción. No se trata de lograr algo perfecto, sino de experimentar y conseguir un estado de conciencia dentro de ti que se sienta en paz, completo, para que liberes poco a poco ese resentimiento, tensión, dolor, y lo que llevas cargando en silencio.

Como ya te comenté, comer en exceso, controlar tus alimentos u obsesionarte con tu próxima comida significa que estás evitando un sentimiento que **necesitas sentir.** Estás evitando una experiencia sin curar, por lo que, cuando trates de encubrir tus emociones mediante la comida, recuerda que la clave es reconocer que tienes un sentimiento al que necesitas prestarle atención.

Tal vez estés a la mitad de un atracón, tal vez hayas gastado tres horas de obsesión, tal vez mueres de hambre porque decidiste ayunar todo el día, pero cuando abras espacio para observar ese sentimiento y permitirte estar presente con él, verás que esos kilos emocionales se empiezan a liberar.

MOMENTO DE REFLEXIÓN

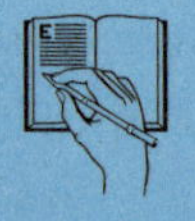

Te propongo que, de aquí en adelante, pongas en práctica lo siguiente:

1. Cuando tengas cualquier tipo de emoción, permítete estar presente con tu sentimiento durante 90 segundos.
2. Respira ese sentimiento, obsérvalo y date la oportunidad de experimentarlo en tu cuerpo, sea lo que sea que estés sintiendo en tu corazón.

Aunque parece sencillo, esta será una tarea para toda la vida, ya que es uno de los mejores recursos o herramientas que podrás usar para trascender tus kilos emocionales. Sin importar cuántas veces surja ese sentimiento, puedes ser consciente y recapitular para irlo sanando.

Conecta contigo misma

Aun después de mucha sanación con la comida, tengo presente que cuando se me antoja comer cacahuates sin tener hambre física es porque traigo alguna emoción que no me estoy permitiendo contactar.

Aquí lo increíble es que ya tengo presente que el cacahuate equivale a emoción, y lo que hago cuando tengo esa necesidad compulsiva de comérmelos es permitirme estar presente en el momento con mis emociones, y justamente ese es el ejercicio que te propongo hacer.

Incluso si ya empecé a comerlos, trato de hacer una pausa para conectar conmigo misma. Aquí el milagro no es el hecho de comérmelos o no, sino el presenciarme desde la observación y sin juicios.

Realmente quiero enfatizar este ejemplo desde la perspectiva de que no importa si ya empezaste a comer ese alimento que te detona la compulsión o el atracón, porque muchas veces la mentalidad es: «Ya empecé, ahora me lo acabo hasta sentirme llena y culpable, y volverme a prohibir el alimento», y cuando menos lo piensas, entras en el mismo ciclo de culpa-restricción.

Un simple momento de reconocimiento tiene la fuerza para cortar este ciclo y permitirte elegir tu siguiente acción desde la presencia amorosa. Estar presente, aun si ya empezaste a comer ese alimento, es algo que te va a sanar porque esa parte de tu conciencia que aprende a observar tu emoción y tu comportamiento es tu mejor herramienta. **Ser consciente durante el acto es otra oportunidad para amarte en lugar de castigarte.**

Cada vez que se te olvide esto, solo recuerda mi historia de los cacahuates para hacerte entrar en presencia. No importa si estás a la mitad de la comida, siempre puedes empezar de nuevo. O si no pudiste parar y sientes que ya echaste a perder todo, puedes comenzar en tu próxima comida.

Date el permiso de equivocarte y hacer lo mejor que puedas la próxima ocasión. Esto es un progreso, y no significa perfección. Se trata de crecer ante estos nuevos patrones. Te prometo que el crecimiento será mucho más difícil si te castigas constantemente, porque la sanción te mantiene estancada en el mismo patrón.

MOMENTO DE REFLEXIÓN

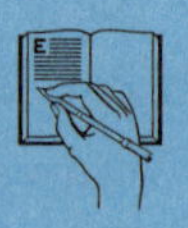

Si sientes que no puedes identificar el sentimiento detrás de tu compulsión o control por la comida, te sugiero responder las siguientes preguntas:

1. ¿Puedes localizar en qué parte de tu cuerpo se siente físicamente esa sensación?

2. ¿Recuerdas algún incidente en tu vida en el que también hayas experimentado esta sensación en tu cuerpo?

Al terminar de responder las preguntas, te propongo hacer la siguiente meditación.

MEDITACIÓN PARA EXPLORAR TUS KILOS EMOCIONALES

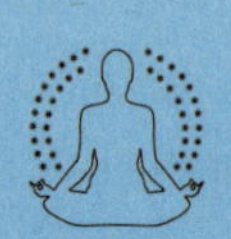

1. Cierra tus ojos y respira hondo… Quiero que en este momento abras tu mente y te acuerdes de algún momento en el que hayas abusado de la comida. Identifica qué sientes en ese momento en el que te estás dando un atracón, estás evitando la comida o controlándola. Ubica ese momento y lo que te llevó a vivir esa experiencia.

2. ¿Dónde estás? Quizá eres una niña o estás en otro momento de tu vida, pero deja que el ojo de tu mente te guíe hacia el lugar donde aprendiste o experimentaste este malestar con la comida.

3. Solo respira profundamente...

   - ¿Quién está contigo?
   - ¿Estás sola?
   - ¿En dónde estás?

4. Piensa en lo que te llevó a estar en esa experiencia y ahora comienza a pensar en tu camino hacia ese sentimiento.

   - ¿Qué sientes al recordar el momento en el que estás abusando de la comida o la evitas?
   - ¿Qué se siente en tu cuerpo?
   - ¿Qué se siente en tu campo energético?

5. Piensa más profundamente en esa experiencia... Coloca tu mano donde sientas ese dolor o tensión en tu cuerpo. Ahora, inhala profundamente. Respira y déjate sentir. Siente plenamente el malestar, el dolor, la tristeza, la soledad. Respira profundamente en ese espacio. Siente tu experiencia. Nadie está mirando. Estás segura para irte a donde sea que necesites ir. Permítete respirar profundamente ese sentimiento sin que nadie lo niegue. Siéntelo completamente.

6. Respira más hondo, para profundizar aún más. Ábrete a sentir aún más. Permítete ahondar en esta presencia o ese lugar. Profundiza tu respiración: inhala y exhala.

7. Permítete estar contigo misma desde este lugar de presencia y amor, sin juzgarte, y cuando te sientas lista, date un abrazo. Abraza tu ser, abraza tu emoción, abraza tu control, abraza tu situación, abraza tu miedo, abraza tu juicio. Abraza todo de ti en este momento, sabiendo que estás sanando y abriéndote al amor.

8. Vuelve a inhalar y exhalar muy profundo y, cuando estés lista, abre tus ojos.

En lugar de tratar de llegar a un lugar donde te sientes segura y cómoda con la comida, enfócate en sentirte cómoda y segura contigo misma. Para lograr esto, la clave es dejarte ser real al enfrentar tu verdad, al estar en esa presencia de lo que tú realmente necesitas sentir. Sin alejar el sentimiento, sin negarlo, porque no lo puedes curar a menos que te permitas sentirlo, ya que han pasado años sin que te des permiso de hacerlo. Has gastado años comiendo en exceso por ello. Has pasado años evitando la comida y obsesionándote con ella por eso. Y toda esa evasión te ha dejado una relación con la comida que no es saludable.

La forma de sanar esa relación es sanar el sentimiento de raíz en primer lugar. La forma de curar eso es permitiéndote sentir y estar presente con ese sentimiento. ¡Siéntelo! ¡Grítalo! ¡Acéptalo!

Podrás estar pensando que, al dejarte sentir, vas a entrar en caos y vas a sufrir todo el tiempo, pero es todo lo contrario. En cambio, si te das 90 segundos a lo largo de tu día en los que te permitas sentir, comenzarás a sanar y a permitirte entrar en un nuevo patrón. Vas a crear un nuevo comportamiento. Vas a ser más amorosa y compasiva contigo misma.

La curación real y la recuperación vienen a través del sentimiento. Surgen abordando las necesidades de permitirte sentirlo para que puedas ser libre, y la libertad crece a medida que te amas y aumentas tu fe en el Universo. Este será el tema del próximo capítulo. ¡Prepárate para abrir tu corazón y explorar la vitamina más poderosa!

CAPÍTULO 3

LA VITAMINA MÁS PODEROSA ES LA FE

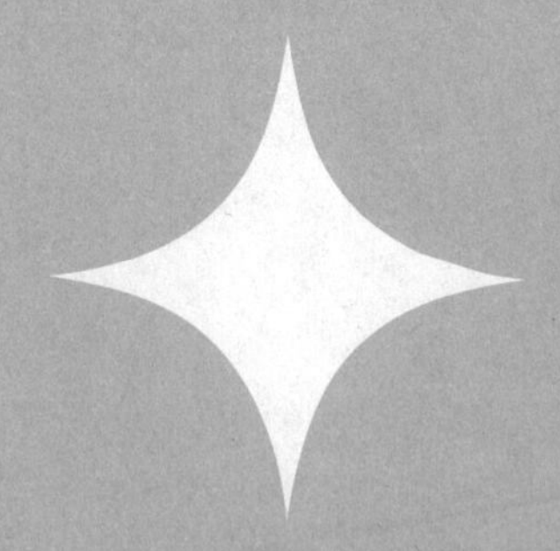

¿Alguna vez has sentido cómo algunas personas te transmiten seguridad y bienestar, y las vuelves especiales en tu vida? Bueno, esto también ocurre con la comida cuando creas un vínculo con ella que, en apariencia, te hace sentir segura y en control. Sin embargo, como ya vimos, esto puede traer muchos conflictos internos que no te ayudan a sentirte realmente plena, sino con culpa o dolor.

A mí me pasó esto durante años, en los que usé esa relación «especial» con la comida para evitar el dolor que no quería sentir. Desde una perspectiva muy profunda, esa relación existía porque me sentía desconectada del Universo y de la voz de mi corazón.

Cuando dependes de algo externo, en este caso la comida, estás usando eso de afuera para llenarte e, inevitablemente, te acabas sintiendo mal. Te enfermas del cuerpo y del corazón por el atracón, por la falta de comida, por la ansiedad y el estrés que te ocasiona alimentarte.

Todo esto te aleja de tu verdad, de lo que es auténtico y duradero. **Cada atracón, restricción, remordimiento o miedo hacia lo que comes interrumpe tu conexión con lo real.** En medio de esa experiencia, te sientes culpable. Y, cuando aparece la culpa, la niegas comiendo más y haces que la comida sea «especial», dándole una importancia que realmente no tiene.

Este comportamiento surge porque quieres sentirte segura; es decir, pones a la comida en un altar en lugar de colocar ahí tu relación con el Universo. Cualquier relación que pongas como tu altar antes que a ti misma te hará sentir culpable, porque cortas tu conexión con Dios, con el Universo, con el Espíritu. Cuando haces eso, crece tu culpa y comes más. ¿Lo has notado?

No todas las relaciones especiales tienen la misma forma, pero son similares en el sentido de que pones un amor especial fuera de tu conexión con el Universo. Cuando te obsesionas con la comida, o comes demasiado, o le pones demasiado énfasis y control, estás alimentando esa parte tuya que vive en el miedo. Y cuando vives con miedo, llega el momento en el que tu alma grita tan fuerte que no te queda de otra más que encontrar la luz.

Para que puedas empezar a encontrar esa luz, me encantaría que respondieras la siguiente pregunta:

¿Cómo vivirías tu vida si supieras que estás siendo guiada?

Gran parte de la ansiedad, el estrés y la confusión interna que experimentamos proviene de nuestra falta de fe en el Universo. Creemos que tenemos que hacer que todo suceda y controlar cada detalle para sentirnos seguras. Vivimos nuestra vida controladas por resultados y planes a futuro.

En momentos fugaces, nos reconectamos con el fluir del Universo, quizá sea en una meditación o en una clase de yoga. Los momentos fugaces de conexión nos recuerdan nuestra verdad. Pero ¿cómo sería la vida si siempre recordaras que estás siendo guiada? La curación ocurre cuando aceptas fielmente que hay algo más grande que tú que siempre está a tu lado y a tu alrededor.

Siempre te están guiando. Hay una energía y fuerza dentro de ti y alrededor tuyo guiándote hacia tu bien mayor. Y lo digo con convicción, porque lo he vivido en carne propia. Los milagros surgen de la convicción, y es entonces cuando desde ese lugar empiezas a creer; es entonces cuando realmente puedes vivir de manera libre.

Incluso cuando los tiempos son difíciles y no puedes imaginar ver un resultado positivo en la experiencia que estás teniendo, es imperativo que confíes en el amor del Universo. Tu confianza y tu fe permiten que la vida tenga la oportunidad de enseñarte lo mágica que es.

Muchas veces creemos que los tiempos difíciles son un castigo del Universo, o decidimos perder la fe y dejamos ir el amor por completo. Pero en estos momentos es cuanto necesitas la fe más que nunca. Entonces, donde sea que estés en tu vida, puedes sostenerte de la verdad de que estás siendo guiada.

Tal vez estés pasando por un divorcio, viviendo una condición de salud delicada o te sientes sin esperanzas. No importa cuáles sean tus circunstancias, puedes decidir permitirte ser guiada y dirigida por el Universo en todo momento. Cuando aceptas esta orientación, puedes vivir verdaderamente feliz y libre. La libertad genuina proviene de saber que el Universo te tiene en sus brazos. Usa lo que escribiste en la pregunta anterior como una declaración de libertad de que puedes acudir al Universo cuando tengas dudas.

Lee la declaración como un fuerte recordatorio de tu conexión, para darle la bienvenida a la presencia de energía que siempre te está apoyando. Tu felicidad se puede medir por el nivel de fe que tienes en el amor. Cree, ten fe y verás que empiezas a experimentar un nivel de tranquilidad que nunca antes habías sentido.

Es más, incluso si todo en tu vida va de maravilla y funciona bien, haz consciente el aumento de tu fe en el Universo. Independientemente de qué está pasando, ponte siempre en manos de él.

No importan las circunstancias, para generar un cambio profundo en ti, en tus hábitos y, principalmente, en tu estado de paz y bienestar internos, es muy importante que te rindas ante esta fe. La fe es un músculo y no es algo que simplemente crece de la noche a la mañana.

Conscientemente, tienes que experimentar y nutrir esa fe, día a día, elección por elección. Una práctica a la vez, una meditación a la vez, un día a la vez, un libro a la vez, para así fortalecer esa fe.

No estás sola

Una gran parte de nuestra incomodidad es el miedo a estar en soledad. La incomodidad de estar con nosotras mismas y sentirnos solas es algo de lo que muchas de nosotras nos escondemos o de lo que huimos.

Esa experiencia de creer que existe una presencia de amor que te acompaña y te abraza en todo momento es el mejor regalo que puedes darte a ti misma. Ten fe y confía en que no estás sola, y verás que la vida te lo empieza a demostrar.

Para mostrarte cómo el Universo se hizo presente durante mi divorcio y cómo esto me hizo ver que estaría bien, pese a las circunstancias, me gustaría compartirte lo que pasó en ese periodo tan difícil de mi vida.

Después de haber estado casada diez años y vivir en Nueva York, mi vida dio un giro de 180 grados cuando mi exesposo y yo nos separamos. Yo me regresé a vivir a México a casa de mis padres y empecé mi vida de cero.

Al principio, creía que esta separación iba a ser temporal y que estaría de regreso a mi vida pasada en un par de meses, pero estaba equivocada. Con el paso de las semanas, que después se hicieron meses, empezaba a sentir que mi ex ya no estaba en la misma frecuencia y que sus ganas de regresar conmigo se habían extinguido.

Nunca en la vida había llorado tanto ni sentido tales profundidades de tristeza. Mi mami me despertaba y, cuando me veía llorar, me decía: «Moni, ¿vas a permitirte seguir llorando 230 días seguidos de tu vida?». Ella me iba contando los días en que amanecía con llanto y simplemente me acompañaba con su presencia amorosa día tras día.

Cuando uno vive estas tristezas tan profundas, solo la fuerza del Universo nos puede sacar adelante. Esto es algo que ya sabía, pues cuando toqué fondo con mis desórdenes alimentarios años atrás, mi despertar espiritual fue el que me permitió trascender todo lo que yo no podía trascender bajo mis propias fuerzas.

Así que, día tras día, me ponía de rodillas y le pedía al Universo que me diera la fuerza para ver mi situación desde el amor y para salir adelante. Aunado a esto, me puse a repasar cursos de espiritualidad que había tomado años atrás, y todas las noches me sentaba a escuchar palabras que me hacían conectar con mi alma.

También decidí empezar a releer libros de maestras espirituales que me habían ayudado en mis procesos cuando vivía en New York, y en uno de ellos, mi querida Gabby Bernstein nos enseñaba a pedir señales al Universo.

La verdad es que siempre me he sentido muy conectada a esta Fuerza Divina y, sobre todo, a la presencia espiritual de mi abuela, quien había fallecido años atrás. Pero nunca había practicado el ejercicio de pedir señales como tal, y mi corazón estaba listo para intentarlo.

Para mi sorpresa, pedir señales al Universo es una práctica muy sencilla que nos conecta para confiar en que realmente estamos siendo escuchadas, abrazadas y protegidas por él en todo momento.

Las señales más fuertes que tuve en el proceso para decidirme a pedir el divorcio fueron las siguientes:

1. Cuando pedí ver una paloma con una hoja verde en el pico como señal de que ya era momento de dar el paso.

   En diciembre de 2019 me enteré de que mi exesposo ya estaba saliendo con alguien más. Y aunque mi corazón estaba roto, seguía con la esperanza de regresar con él. Después de diez largos meses, empecé a sentir que ya era momento de soltarlo y pedirle el divorcio, y en enero de 2020 le pedí al Universo que me mandara una paloma con una hoja verde en el pico si ya era momento de tomar esta decisión. Al día siguiente, amanecí sintiendo una intuición que me decía que abriera mis mensajes de Facebook. La verdad es que llevaba meses sin abrirlos, pero le hice caso a este llamado, así que abrí mis mensajes y lo primero que vi fue uno en el que me mandaban una imagen de una paloma con una hoja verde en el pico. ¡No lo podía creer!

2. Cuando el taxi de enfrente tenía escrito en el vidrio el nombre de mi bisabuela.

Después de que recibí la señal de la paloma, decidí ignorarla y estaba dispuesta a dejar que siguieran pasando los meses sin tomar la decisión de finalmente pedir el divorcio. Mi corazón seguía con la esperanza de dejar fluir la situación y ver adónde me llevaba con mi ex. Unas semanas después, mi corazón se conectó con mi abuela y le pedí con el apodo que le decía de cariño: «Bambi, por favor, hazme saber si realmente es lo mejor ya pedir el divorcio». Al día siguiente, iba manejando y de repente vi que el vidrio del taxi de enfrente tenía grabado el apodo de la mamá de mi abuelita: Rorrito. Como te darás cuenta, este nombre no es nada común, y en el momento en el que lo leí, supe que era mi abuelita comunicándose conmigo y haciéndose presente en la señal que le había pedido. Por segunda vez, no lo podía creer.

3. Cuando recibí un *e-mail* del edificio en el que vivía en Nueva York.

Aún después de haber recibido las señales anteriores, me negaba a darle fin a mi matrimonio. Cabe mencionar que la señal del taxi me llegó justo en la semana en la que mi ex estaba viajando por trabajo a México, por lo cual era el momento de reunirnos personalmente para platicar. Un día antes de que él regresara a Nueva York, nuevamente hablé con mi abuelita y le pedí que, si ya era momento de pedir el divorcio, me mandara una señal aún más clara. Y lo que me pasó al día siguiente fue sorprendente. Para darme a entender, debes saber que cuando vivía en mi departamento de Manhattan, teníamos un sistema en el cual nos mandaban *e-mails* si nos llegaba un paquete o para darnos cualquier tipo de aviso. Meses antes, mi ex me sacó de dicho sistema porque me dolía mucho el corazón cada vez que recibía uno, por lo que llevaba meses sin tener ningún *e-mail* del edificio. Resulta que al día siguiente que le pedí a mi abue la señal clara, de la nada, recibí un mensaje de ese edificio en el que se mencionaba que mi ex había solicitado que le dieran llaves del departamento a la persona con la que estaba saliendo. En ese momento me quedé fría, pero a partir de ahí estuve cien por ciento segura de que era el momento de pedirle el divorcio. Y así fue.

Lo hermoso de lo que te acabo de contar es que a raíz de estas señales pude fortalecer mi fe y darme cuenta de que mi abuelita me estaba protegiendo y acompañando en cada uno de mis pasos.

La presencia del Universo es hermosa y es real. Cuando nos sentimos solas en la vida, dejamos que los miedos y las inseguridades de nuestro ego nos ganen. Porque la realidad es que siempre estamos acompañadas desde el plano espiritual. En el plano físico podemos estar viviendo en pareja, con *roomies* o tener miles de personas a nuestro alrededor y aun así sentirnos terriblemente solas.

La ilusión de la soledad no necesariamente proviene de personas que no están a tu alrededor físicamente, sino, más bien, es un sentimiento que se hace presente cuando te sientes desconectada de tu Espíritu y el Universo.

MOMENTO DE REFLEXIÓN

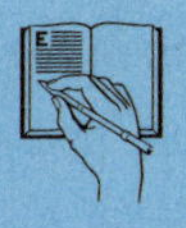

A continuación, te invito a pensar en las siguientes preguntas y anotar en tu libreta las respuestas. Recuerda que cada ejercicio de reflexión te ayudará a ir registrando mejor tu progreso:

- ¿Cómo te sientes cuando estás acompañada?
- ¿Cómo sería tu relación con la comida si sintieras que el Universo te está acompañando en todo momento?

Vive tu libertad

Cuando no sientes esa conexión o la cortas debido a tu incredulidad, es cuando te sientes temerosa. Al estar en ese lugar de miedo, resentimiento y ataque, no estás aceptando que tienes una guía dentro de ti.

Esa desconexión te lleva a la tristeza y al miedo, los cuales se reflejan en tu forma de comer y abusar de ti misma. Muchas veces tratas de sobrellevar este miedo tratando de controlar la comida, tu cuerpo y tu vida en general. Por ello, te invito a abrazar el concepto de que el Universo nunca te abandona y siempre te está guiando; este es el camino hacia tu libertad, tu fe y tu seguridad. Aceptar eso te da una experiencia de paz, un sentido de conocimiento y de confianza, y te da algo más grande para despertar todos los días, algo por qué vivir. Y en ese espacio energético no necesitas comer en exceso, no necesitas controlar tu comida ni abusar de ti misma. Eso es lo que se siente estar finalmente llena, satisfecha.

En este preciso instante estás nutriendo esta relación con Dios o el Universo (nómbralo como tú quieras). Aunque puede no ser tan obvio para ti, en el momento en que decidiste comprar este libro, literalmente, firmaste un contrato sagrado que decía: «Me gustaría expandir mi conciencia sobre Dios», ya sea que lo supieras o no.

Es posible que hayas pensado que ibas a obtener solo una serie de consejos para mejorar tu relación con la comida, pero en realidad mi propuesta va más a fondo: **para poder relacionarnos de manera sana con nuestra alimentación, forzosamente, necesitamos relacionarnos desde el amor con nosotras.** Y el camino que te propongo es mediante la conexión con las virtudes que tiene el Universo para ti, con el fin de que expandas tu conciencia y puedas estar en paz contigo misma, con tus hábitos y con quienes te rodean.

Quizá mucho de lo que leas ahora te hará sentido meses o años después, pero independientemente de tus circunstancias, al tener este libro en tus manos escuchaste esa voz interna que estaba lista para experimentar algo más profundo.

No necesitas poner esto en palabras, ni siquiera necesitas saber lógicamente qué es lo que está sucediendo, pero lo mágico es que está sucediendo inconscientemente en ti a un nivel muy sutil.

Este entendimiento no es de comprensión intelectual, más bien es una comprensión de tu alma acerca de lo que estar unida al Universo significa para ti, y esto es lo que te dará la libertad ante cualquier comportamiento adictivo, como tener una relación perjudicial con la comida. Cuando sabes en tu propio corazón, ser y espíritu lo que esa conexión significa para ti, estás viviendo tu libertad.

MOMENTO DE REFLEXIÓN

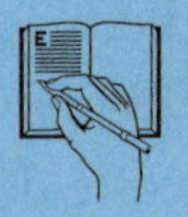

Para que puedas empezar a entablar una conexión con el Universo, debes acercarte a él desde tu propio entendimiento, como si fuera un amigo o una amiga al que le tienes confianza y amor. Responder estas preguntas te ayudará:

- ¿Qué es el Universo para ti?
- ¿Qué significa el Universo para ti?
- ¿Quién es el Universo desde tu propio entendimiento?

Si en este momento no sabes cómo contestar estas preguntas, no te preocupes. Poco a poco te irán llegando las respuestas, déjate fluir porque, créeme, la vida misma te las irá mostrando. En verdad, el simple hecho de preguntártelas desde el fondo de tu corazón es todo lo que necesitas para recibir las respuestas.

Sé que el concepto del Universo es difícil de comprender, porque algo tan vasto e infinito se encierra en casillas desde el momento que le das nombre; sin embargo, lo puedes sentir por dentro, porque tú eres el Universo y el Universo está en ti. Esta conexión con la Vida es de todos, y tu corazón lo sabe.

A un nivel muy profundo, todos queremos experimentar nuestra grandeza, y no es necesario poner eso en palabras, ni siquiera necesitas saber lógicamente qué es lo que está sucediendo, pero este llamado está latiendo inconscientemente a un nivel muy sutil, y esa es la clave.

Esa conciencia, que expande la presencia, también expande esa relación. Y esto no es algo que se pueda comprender intelectualmente, sino que es una comprensión visceral y vivencial que sientes dentro de tu Ser desde la fe.

En mi experiencia, esto es lo que otorga la libertad ante cualquier tipo de adicción. Esta conexión es tu libertad. Al sentirte unida a esta fuerza del Universo, aprendes a abrazarlo todo, sin juicio, sin tratar de deshacerte de nada, y es así como comienzas a comprender que, al final de cuentas, el propósito de todas tus emociones, vivencias y situaciones es el de llevarte de regreso a casa, a tu Ser y a tu unión con la Vida misma.

Una vez que empiezas a fortalecer tu fe, puedes empezar a entablar una relación más cercana con el Universo. Así que es hora de que comiences a dialogar con esta Energía, lo cual será el tema del próximo capítulo.

CAPÍTULO 4

DIALOGA CON EL UNIVERSO

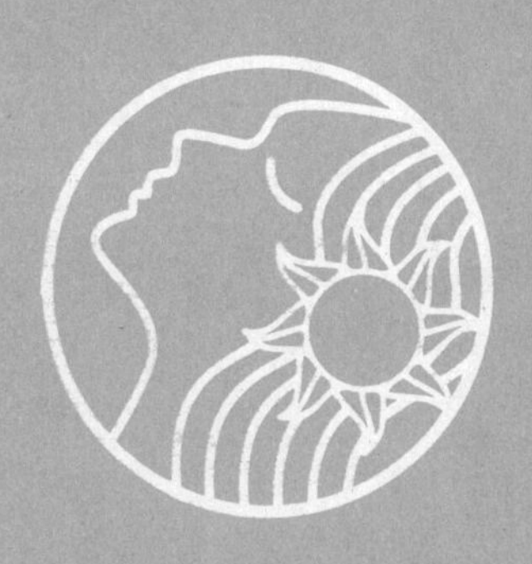

Recuerdo las noches en las que estaba hincada a la orilla de la cama, hablando con el Universo y llorando a mares. Mi corazón no podía cargar con los niveles de tristeza que sentía, y mi única opción era apoyarme en esta Fuerza para poder salir adelante.

Cuando un problema nos queda muy grande, no tenemos por qué cargarlo con nuestras propias fuerzas, porque créeme que el Universo siempre está para ayudarte a sobrellevarlo y, en mi caso, así fue.

Poco a poco fui descubriendo que el diálogo que decidimos tener con el Universo no tiene reglas, estructura o formas específicas. Simplemente es lo que nos resuena, y sea lo que sea y donde quiera que lo hagamos, es exactamente perfecto para nosotros. Pero la clave es que este diálogo sea continuo, porque el diálogo constante con el Universo es lo que nos ayuda a hacer crecer esa relación.

Si nunca te has comunicado con el Universo, comienza hoy y verás lo mágica y sincrónica que se vuelve tu vida. Puedes empezar con algo tan simple como: «Gracias, Universo, por ayudarme a sanar mi relación con la comida», «Gracias, Universo, por ayudarme a comer más lentamente», «Gracias, Universo, por ayudarme a sentir más aceptación hacia mi cuerpo».

Tener este tipo de diálogo constante y reconocer que existe una fuerza que te está guiando te ayudará a sentirte más unida al Universo. Si quieres vivir de una manera en la que te sientas guiada, tienes que apoyarte en esta fuerza que es más grande que tú, pedir orientación, participar y cocrear para construir tu realidad, sabiendo que estás acompañada.

Las respuestas del Universo serán de la manera en la que tú puedas escucharlas: a través de tu intuición, de las sincronicidades de la vida, de una canción que estés escuchando, de la conversación de la persona de al lado, de un libro o un cartel en la calle. La manera en la que recibas estos mensajes será perfecta para ti.

Cuando empiezas expandir esa conciencia interior, empiezas a crear un espacio en donde la fe te abraza y te das cuentas de que tu espíritu está unido a todo. Por ejemplo, cuando estaba en mis estados internos más oscuros durante mi separación, comencé a tener este diálogo más profundo con el Universo. Todas las veces en las que pedí fuerza para salir adelante, el Universo nunca me falló.

En los momentos en los que me sentía más deprimida, era cuando el Universo me cobijaba más; una fuerza que no puedo describir me hacía sentir acompañada, y sin buscarlo, la vida me abrió una serie de sincronicidades que me llevaron a publicar mi primer libro y a salir en la televisión.

Así de mágica es la vida cuando te rindes y te dejas cargar por ella. Y hoy por hoy, no terminan de asombrarme todas las sorpresas que me llegan cuando decido dejar ir mi voluntad para ponerme en manos del Universo y lo que me quiera mandar.

Cuando dejas ir el control de la comida, permites que el Universo se comunique contigo

Quiero que te des cuenta de que el punto principal que te comparto es que cuando afinas tu percepción acerca de ti misma: la vida, tu espíritu y tu seguridad, también afinas tu capacidad para ser guiada a entablar un diálogo con el Universo.

Este sentimiento de paz es el que crees encontrar a través de las dietas, pero justamente ese control es el que te bloquea para escuchar lo que te quiere comunicar el Universo.

Realmente, una gran parte de este problema es no estar presentes con nosotras mismas. Eso implica tomar la decisión y el compromiso de abrazarnos en todas nuestras facetas sin juzgarlas. Y esto también implica ir más allá de los paradigmas sociales con los que hemos crecido, para así ampliar y expandir nuestra conciencia y nuestra conexión con el espíritu y con el Universo.

A continuación, te comparto un test para seas consciente de qué tan conectada o desconectada te sientes del Universo.

TEST: ¿QUÉ TAN CONECTADA ESTÁS CON EL UNIVERSO?

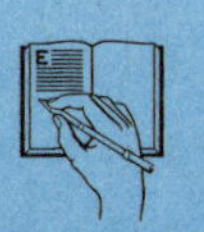

Responde a estas preguntas usando una escala del 1 al 3. Estas son las equivalencias:

1 = nunca
2 = algunas veces
3 = siempre

1. ¿Constantemente sientes la necesidad de hacer que las cosas sucedan como tú quieres?
2. ¿Tienes la necesidad de controlar o manipular situaciones?
3. ¿Piensas que necesitas consumir alimentos o sustancias para calmarte y sentirte segura?
4. ¿Sientes que tienes que resolver todos tus problemas con tus propias fuerzas?
5. ¿Te sientes sola y desconectada de tu corazón?
6. ¿Analizas todas las situaciones porque desconfías de que no saldrán como tú quieres o esperas?
7. ¿Te cuesta trabajo delegar responsabilidades?

Si el número 1 fue el que más se repitió, ¡felicidades!, estás conectada con el Universo, así que todo lo que veamos aquí te ayudará a reforzar dicho vínculo. Ahora bien, si la mayoría fue 2 o 3, no te preocupes, es completamente entendible. Esto solo es un indicador de que necesitarás trabajar más tu conexión con el Universo para que puedas vivir con mayor libertad. Te aseguro que las repuestas del test irán cambiando conforme vayas transformándote y también dependerán del momento de vida que estés atravesando. Por ello, te sugiero regresar a este ejercicio en tres meses para que compares tus resultados tras haber leído este libro y aplicado lo que te comparto. Te darás cuenta de que poco a poco tu conexión con el Universo aumentará con la simple intención de abrir este espacio de amor dentro de ti. Y a partir de esto, tu vida cambia.

Cuando no estás en un lugar donde te encuentras conectada con la fuerza de la Vida, estás agitada y tu existencia se siente fuera de control. Pero el poder real que tienes no es el poder de controlar, sino que está en tu conexión con el Universo. **Tu poder real está en rendirte ante la vida y dejar ir el control.** Entrégate plenamente a la vida y permite que las cosas se acomoden.

El Universo tiene una forma muy peculiar de acomodar todo como debe estar, siempre guiando hacia la abundancia, pero el ego constantemente duda y bloquea el orden natural de la vida.

Cuando tu ego dude y quiera controlar tus circunstancias, pensamientos y emociones, usa la herramienta más poderosa que existe: la fe, el creer que es posible estar en paz para regresar a tu centro de confianza. Muchas veces las situaciones no son lo que pensamos que iban a ser, pero lo que este orden natural nos quiere dar no es lo que planeamos en nuestra cabeza. Es por eso que resulta tan importante aprender a confiar.

Después de años de trabajar con mujeres alrededor del mundo, sé que una de las maneras en las que nos relacionamos con la sabiduría de la vida y el diálogo del Universo es a través de nuestro comportamiento hacia la comida y la relación que construimos con ella. Dicho tipo de relación bloquea todas las demás áreas de nuestra vida, pero cuando te rindes, en otras palabras, te dejas fluir, consigues sentir esa presencia, apoyo y guía que el Universo tiene para ti.

En ese momento te das cuenta de que no tienes que controlar todo, y que las situaciones que vives son para ti, y no están en tu contra. Vivir bajo esta perspectiva requiere de conciencia diaria, de práctica y de escoger esta visión una y otra vez.

El orden natural de las cosas está disponible para todos. Esta libertad de la adicción al control, la restricción y los atracones de comida es tuya; la serenidad está en ti. Esa presencia de paz es un reflejo directo de qué tanto te abres o no a sentir el amor que te rodea.

Lo más importante, sea lo que sea que estés haciendo —ya sea orar, meditar, releer este libro—, es que confíes en que todo este trabajo espiritual que estás realizando es principalmente para reorganizar y restablecer tu relación con el Universo; y, en consecuencia, contigo misma. Esto último, a su vez, te llevará a reconciliarte con los alimentos y con las demás áreas de tu vida en las que te sientas en conflicto. Al restablecer esta relación, te unes a ti misma, porque el Universo eres tú.

Quiero que sepas que, por el simple hecho de comenzar este diálogo con el Universo, tendrás una voz que siempre te estará recordando tu amor, regresándote al amor y recordándote tu verdad. Tu trabajo es comenzar a llamar a tu voz interior, hacerla presente en tu día a día.

Esa comunicación es una decisión que estás tomando, es una elección que estás haciendo. Cuando estás en un espacio en el que eliges el miedo, entonces esa es la vida que vas a vivir. Pero cuando eliges invocar al amor, solo tienes que confiar en que se te dará una nueva información y llegará en el momento perfecto para ti. Sé paciente. Mantente abierta y dispuesta a recibirla. Aquí es cuando tu vida se convierte en una meditación, y comienzas a apoyarte en esta Fuerza de la vida.

MEDITACIÓN DE LUZ

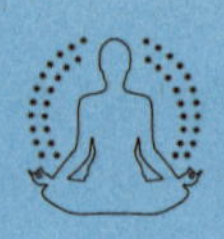

Para cerrar este capítulo, te comparto una meditación que te ayudará a conectarte con el Universo:

1. Respira profundamente y deja caer las manos sobre tus piernas. Comienza a inhalar y exhalar, y siente tus respiraciones largas y profundas. Permite que esta meditación te conecte con la energía del Universo y con la energía que vive dentro de ti. Esta meditación te conectará con tu corazón, para que te sientas guiada, amada y unida al Universo.

2. En este momento, manifiesta la intención de conectarte con tu poder superior, tu amor superior y tu guía superior.

3. ¿Cómo te sentirías si supieras que estás siendo guiada todo el tiempo? Permítete sentir este sentimiento y expándelo alrededor de todo tu cuerpo.

4. ¿Cómo te sentirías si supieras que tu camino está siendo guiado en todo momento? Permítete experimentar este sentimiento y expándelo alrededor de todo tu cuerpo.

5. ¿Cómo te sentirías si en este momento te supieras amada por el Universo? Permítete percibir este sentimiento y expándelo alrededor de todo tu cuerpo.

6. Mantén estos sentimientos y estas visiones en tu mente, permítete sentirte rodeada del amor más puro que existe, y sábete merecedora de él.

7. Ten en mente lo siguiente: «En este momento, hacemos un llamado a esta guía de la más alta verdad y compasión para que hable a través de ti, para que viva a través de ti, para que respire a través de ti, para guiarte».

8. Acepta que ahora estás siendo guiada. Si sientes el llamado, puedes entregar tu voluntad al poder de tu guía interior. Entrégale tu relación con la comida, entrégale tu relación con tu cuerpo. Entrégale a tu guía interior tu relación contigo misma y con el mundo externo.

9. En este momento establece el contrato sagrado y agradece. Repite: «Gracias, gracias, gracias».

10. Entrega tu voluntad al cuidado de tu guía interior. Confía en que estás siendo guiada. Confía en saber que todo lo que está fuera de balance se puede reorganizar. Confía en que puedes apoyarte en la vida. Confía en que estás siendo cuidada, que no estás sola.

11. Confía en que la vida te trae las lecciones que necesitas aprender, que te está guiando hacia el lugar donde necesitas estar y te conecta con las personas con las que puedes crecer.

12. Confía en que las respuestas que buscas ya están en ti. Confía en saber intuitivamente adónde ir, qué hacer, qué decir. Entrega tu voluntad al poder de tu guía interior y confía. Repite: «Gracias, gracias, gracias».

13. Inhala y busca absorber este nuevo sentimiento hacia la vida y hacia ti misma, esa presencia, esa conexión.

14. Ahora, inhala tres veces de manera profunda y, cuando estés lista, abre tus ojos.

La meditación que acabas de hacer tiene el objetivo de ir creando los cimientos para ayudarte a que confíes en que **es posible modificar la perspectiva que tienes sobre el propósito de tu cuerpo.** Verás que, cuando esta perspectiva cambia, la relación con la comida también. Así que prepárate para el próximo capítulo, el cual te seguirá guiando hacia tu verdad.

CAPÍTULO 5

CAMBIA LA PERSPECTIVA QUE TIENES SOBRE EL PROPÓSITO DE TU CUERPO

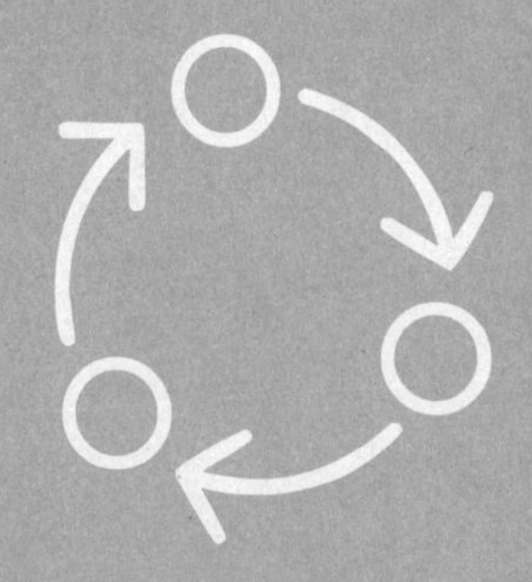

Recuerdo una ocasión en la que mi ex y yo estábamos de vacaciones en México y decidimos irnos un fin de semana a Cancún. En ese entonces estaba pasando por una de las épocas más críticas de mi desorden alimentario y me sentía muy mal con mi cuerpo. Cuando llegué al hotel, entré en crisis cuando me vi al espejo. El impacto de tanto odio que sentí al verme fue tan grande que, literal, me estaba dando un ataque de pánico. Solo podía gritar lo mucho que me aborrecía; estaba fuera de mí misma. Los ojitos de Javi al verme eran de terror e incredulidad, y lo único que hacía era observarme y acompañarme en silencio. En ese momento lo único que existía para mí era esa sensación de odio.

Al hacer un recuento, los sentimientos frecuentes que sentía hacia mi cuerpo eran de maltrato, negación, odio, miedo y de que nunca era suficiente. Sentía un hambre interna que no podía saciar y pensaba que controlar mi cuerpo a través de la comida era mi solución, mi salida y mi respuesta.

Estaba muy equivocada: mi salida no era externa, era interna. Mi aspecto físico no estaba ahí para molestarme, sino para sanarme. Lo que buscaba no era tener el cuerpo perfecto, pesar menos o tener el cuerpo más *fit*. Lo que buscaba era encontrarme a mí misma desde el amor, desde mi verdad y desde lo único que podía trascender todas mis obsesiones con el peso y la comida. La respuesta estaba dentro de mi Ser, mi corazón y mi alma.

Qué ganas de abrazar a esa Moni y decirle que todo iba a estar bien. A esa niña interna que se sentía con miedo de vivir y disfrutar. Qué ganas de hacerla sentir que podía confiar en la vida, en su cuerpo, y que su magia era lo que tenía en su interior, no en su exterior.

Realmente todo el odio a mi cuerpo fue desapareciendo a medida que expandí mi conciencia. Esta expansión me permitió valorarme por mi luz, mi energía y mi unión con el Universo. Poco a poco fui apreciando mi cuerpo físico porque era la casa de mi espíritu, y me di cuenta de que el amor hacia mi cuerpo era un reflejo del amor hacia estas partes más profundas de mi Ser.

Esto me permitió amarme, valorarme y querer cuidar mi cuerpo. Cuidarlo desde el amor, la apreciación a la Vida, a Dios, al Universo. Cada una de nosotras somos una chispa divina, llena de potencial, amor y posibilidades. Y tu peso está ahí para ayudarte a despertar.

Si reflexionas, te darás cuenta de que, a lo largo de nuestra vida, la cultura nos ha inculcado una perspectiva errónea del cuerpo, la cual nos lleva a lastimarlo, menospreciarlo y rechazarlo. Pero cuando elevas tu nivel de conciencia en torno al propósito de tu cuerpo, reconoces y aceptas que el propósito que tiene es ser ese vehículo con el que expresas verdad, y esta verdad es amor.

Tu cuerpo es el recipiente a través del cual traes más luz al mundo y puedes dar más amor al mundo a través de ti. Tu cuerpo te permite generar nuevos proyectos, aportar positividad y crear unidad. Cuando aceptas la magnitud de esto, difícilmente seguirás siendo tan dura con lo físico, porque reconoces que eres una extensión del Universo.

Esta perspectiva fue la que me permitió salir adelante de mis desórdenes alimentarios y tener la fuerza para sobrellevar mi divorcio desde el amor. Así es como dejé de castigarme con la comida y me abrí a un espacio de amor con mi Ser.

Cuando cambias la perspectiva de tu cuerpo, tu cuerpo cambia

Este cambio de perspectiva se dio cuando empecé mi despertar espiritual en Nueva York después de tocar fondo. Recuerdo el día en el que estaba caminando en la calle y de repente se me cruzó en el piso el anuncio de una plática sobre meditación que se llevaría a cabo ese fin de semana. Sin cuestionarme cómo o por qué, supe que tenía que estar ahí. Ese sábado asistí a la plática, a la que llegué muy vulnerable y abierta a recibir ayuda.

El conferencista que dio la plática empezó a enseñarnos fotos y nos dio explicaciones que no me hicieron sentido ni me llamaron la atención en ese momento, pero recuerdo que hubo un instante en el que cerré los ojos y abrí mi corazón a una rendición total y, sin esperarlo, repentinamente empecé a sentir en mi cuerpo algo que nunca había experimentado. Fue una energía de amor que se expandía desde mis pies hasta mi cabeza. Esta era una energía muy tangible que me hacía sentir calor y, al mismo tiempo, una gran paz y amor que nunca había experimentado. Este amor es distinto al que sientes por tu pareja, hijos o mascotas; es un amor incondicional que abarca todo, que ama todo sin ningún tipo de condiciones ni barreras y que simplemente es.

En ese momento lo único que podía ver y sentir hacia mí misma, hacia todas las personas y todos los objetos que me rodeaban, era un amor muy profundo, intenso, hermoso, infinito y milagroso. Todos éramos amor, y esto era lo único que existía.

Cuando terminó la plática, salí de ahí con una visión y un éxtasis que nunca pude imaginar que existieran, y desde ese día supe que mi vida iba a cambiar. Ahora puedo ver que lo que me abrió a poder sentir esto no fue el señor dando la plática, ni las fotos, ni los mantras, sino mi capacidad de dejar ir el control, estar totalmente abierta de corazón y permitir que la vida se encargara de mí.

Este fue el inicio de un despertar que me permitió darme cuenta de que somos mucho más que un cuerpo, y que realmente somos una energía de amor incondicional. Por primera vez en mi vida, me pude ver como lo que realmente era, y pude sentir que, más allá de un cuerpo, era una esencia/energía sumamente hermosa, única y especial la que se estaba expresando a través de mí, y que mi cuerpo era el medio de expresión de esta energía de amor que era el Universo.

Esto me llevó a tener la inspiración para alimentarme y regalarme a mí misma los nutrientes que necesitaba para estar más sana, a dejar de restringir alimentos que me había prohibido durante muchos años (y que realmente se me antojaban), y permitir que mi cuerpo subiera de peso para que pudiera volver a funcionar de manera óptima (aunque, aclaro, mi cuerpo es delgado por naturaleza).

Todo esto venía desde una profunda inspiración de querer estar bien, porque quería que mi esencia también lo estuviera. Desde esta perspectiva, puedes empezar a darte cuenta de que amarte a ti misma implica empezar a verte como lo que realmente eres, y esto va mucho más allá de ser un cuerpo. Al darme cuenta de que cuando me estaba castigando con la comida estaba rechazando al Universo en mí, entré en un espacio de compasión y comprensión con mi cuerpo.

Con este cambio de perspectiva, surgió mi decisión de querer ser un vehículo a través del cual el Universo pudiera ser una expresión de amor a su máximo potencial, a través del cual pudiera transmitir este poder universal y expresar una luz genuina. Cuando cuidas tu cuerpo, cuidas la manera en la que el Universo puede expresarse a través de ti como ser humano en tu vida diaria, familiar, profesional... En todo tu entorno.

Esto se convierte en un compromiso muy poderoso cuando te das cuenta de que, más allá de verte bien, tu mayor responsabilidad y plenitud llegan cuando permites que tu cuerpo sea un vehículo para experimentar el amor en vida. Se trata de tu propósito y pasión, y el compromiso de ser una expresión única y divina.

Cuando cambias la perspectiva de tu cuerpo, tu cuerpo cambia. De hecho, no solo este cambia, sino que su propósito también se modifica a medida que te acercas a tu espíritu. Una vez que comienzas a percibir tu cuerpo como amor, aprendes a usarlo como un medio de expresión para compartir dicho amor.

Al sanar cómo concibes tu cuerpo, sanas el camino que seguirás recorriendo con él. Esto inicia cuando prestas atención a cómo tus pensamientos afectan tu físico, con lo cual serás mucho más consciente de lo que piensas, y así llegarás a conocer una nueva libertad contigo misma.

Ten una mentalidad amorosa

Tener una mentalidad amorosa para curar los problemas alimentarios es muy diferente de lo que nos han enseñado. Esta mentalidad no pretende negar tu problema con la comida, más bien, busca establecer una nueva forma de percibir esta relación.

El principio clave para experimentar una perspectiva amorosa del cuerpo es darle la bienvenida a tu espíritu para la sanación. Esta práctica requiere que la perspectiva de tu mente sea sanada para apoyar una relación de amor con la comida.

El miedo crea enfermedades en el cuerpo, adicciones y una relación con los alimentos que te lastiman. Por lo tanto, se requiere de un «détox mental» para ayudarte en el proceso de reconciliación con tu cuerpo.

MOMENTO DE REFLEXIÓN

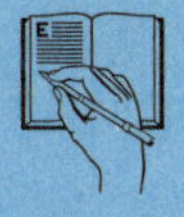

Durante toda una semana, repite esta afirmación a lo largo del día cuantas veces quieras:

«Hoy elijo percibir mi cuerpo como fuente de amor».

Esta afirmación es un simple recordatorio para cambiar la percepción de tu cuerpo desde el amor en lugar del ego o el miedo. También te ofrece un momento para corregir la percepción que tienes de tu cuerpo durante todo el día.

Te sugiero configurar una alarma en tu teléfono a determinadas horas, de manera que, sea lo que sea que estés haciendo, te repitas (en voz alta o mentalmente):

«Hoy elijo percibir mi cuerpo como fuente de amor».

Modificar la percepción de tu cuerpo es muy importante, y no lo tienes que hacer todo tú solita. Acuérdate de que el Universo te está ayudando en todo momento a cambiarla. Siente esa fuerza apoyándote en todo momento.

Cuando te apoyes en el Universo, te darás cuenta de que estás siendo guiada, y te será más fácil cambiar tu percepción hasta en los momentos más difíciles.

Otra afirmación muy profunda y efectiva que puedes repetir es la siguiente:

«Mi cuerpo es una extensión del amor del Universo».

Así que, durante todo el día, cuando reconozcas que la percepción de tu cuerpo está siendo dominada por tu ego o por tus miedos, repite alguna de las frases (o ambas) para que recuerdes que, **más allá de un cuerpo, eres una energía de amor en total libertad.**

El cuerpo es el vehículo con el que estás aquí para recordar tu verdad y, por lo tanto, todas las pretensiones sobre él que vienen desde afuera son falsas: «Estoy flaca», «Soy gorda», «Soy alta», o lo que sea. Entonces, si has estado abusando de tu cuerpo, es momento de que te des la oportunidad de usarlo como un vehículo de aprendizaje para fortalecer y expandir tu conciencia. Perdónate por todo el abuso al que lo has sometido, y perdona a tu cuerpo por cómo ha reaccionado ante ese abuso. También perdona tu desconexión espiritual, perdónate a ti misma, y en ese perdón podrás empezar de nuevo; créemelo. Esto es realmente poderoso.

MOMENTO DE REFLEXIÓN

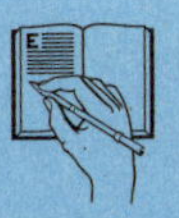

PARTE 1

Hasta ahora te he hablado sobre cómo una relación no sana con la comida esconde detrás un sentimiento que busca evitarse o negarse por completo. Por eso, quiero que reflexiones que debajo de ese tipo de sentimientos hay un resentimiento, un pensamiento de ataque hacia ti misma. Te juro que es muy sanador explorar esto desde la luz; es decir, desde la conciencia y la calma, para que puedas abrazarte en el perdón y empezar a reconciliarte con aquello que has estado evadiendo por tanto tiempo. Te invito a pensar sobre las siguientes preguntas, en un espacio tranquilo, para que después escribas las respuestas en tu libreta:

- ¿Con quién estás tan enojada?
- ¿Qué intentas demostrar al privarte o excederte cuando comes?
- ¿Qué intentas demostrar al hacerte daño a ti misma?

Reflexiona si esto tiene que ver con algún miembro de tu familia, alguien que abusó de ti, una persona de tu infancia o adolescencia, o directamente contigo. Cualquiera que sea el caso, piensa en lo importante, en lo indispensable que es empezar un proceso de perdón para liberarte. Porque para realmente sentirte liberada y dejar de tener que demostrar o luchar, necesitas sentir que ya no es necesario hacerlo. Cuando algún sentimiento inconsciente está presente dentro de ti, ese resentimiento todavía estará ahí y se pondrá en juego cada vez que te sientes a comer, cada vez que abuses de ti misma con un exceso de comida o cada vez que te tortures al dejar de comer. Esos comportamientos son esa ira y resentimiento actuando. ¿Te das cuenta?

PARTE 2

Te voy a compartir un ejercicio que te ayudará:

1. En tu libreta escribe: «Estoy dispuesta a perdonar a [anota su nombre]», pero hazlo solo si realmente estás dispuesta. Si no lo sientes, no lo fuerces hasta que estés lista. El perdón es la clave para reafirmar tu compromiso con el amor.

2. Ya que estés dispuesta a perdonar, durante los próximos 30 días incorpora esta frase en tu cotidianidad: «Estoy dispuesta a perdonar».

3. Usa esta frase una, dos, tres veces al día... Y, de preferencia, dila a diario durante este tiempo. La repetición es una herramienta mucho más poderosa de lo que pensamos.

Después de practicar este ejercicio durante un tiempo, podrás constatar la conexión con tus hábitos alimentarios. Repite esta frase de perdón antes de comer, y confía en que tu guía interna está escuchando y reestructurando todo para ti.

PARTE 3

Ahora, es momento de pasar a otro nivel del perdón, uno que necesita unos minutos para que respires y te acerques con amor y calma. Este es para perdonar el abuso hacia ti misma, tu cuerpo, y por someterlo al juicio o maltrato.

Antes que nada, quiero que pienses en cuánto te has lastimado y dañado a través de dietas, restricciones, procedimientos, palabras y pensamientos. Obsérvate desde el amor y la compasión, no desde el juicio. Para ayudarte a profundizar con este proceso, te invito a responder las siguientes preguntas:

- Si pudiera empezar de nuevo, ¿qué me gustaría perdonarme a mí misma?
- ¿De qué manera he lastimado y maltratado a mi cuerpo a través de los años?
- ¿Qué he hecho conmigo misma que no logro perdonarme?

Después de responder y anotar estas preguntas, quiero que le escribas una carta de perdón a tu cuerpo. Exprésale todo lo que nazca de tu corazón, todo lo que quieras decirle para acercarte a él desde el amor.

Cuando te sintonizas con la frecuencia del amor del Universo, eres llevada a vibrar en esa frecuencia. Vibra con el cosmos y el cosmos irá limpiando tu camino. Vibra con el cosmos y el cosmos te hará vibrar.

Si esto es nuevo para ti, o simplemente no crees que tienes la suficiente fuerza para querer perdonar, apóyate en tu guía interior, en Dios, tus ángeles, no importa cómo lo llames. Apóyate en esta fuerza más grande que tú y di: «Enséñame adónde ir, enséñame a perdonar». Y confía en que todo será reorganizado para ti. Confía en que tendrás libertad, confía en que sentirás paz y seguridad en tu caminar.

Que te quede claro: el perdón es el medio a través del cual el Universo usa tus percepciones para reclamar el amor; este es el significado más profundo del perdón. Al perdonar y perdonarte, te liberas de la ilusión, de las falsas ideas o creencias respecto a ti.

Al perdonarte a ti misma, descubrirás que tu cuerpo tiene una sabiduría sagrada que nunca te abandona y aprenderás a confiar en ella. De todo esto te hablaré en el próximo capítulo.

CAPÍTULO 6

DESCUBRE TU SABIDURÍA MÁGICA

Desde que era niña crecí desconectada de mi cuerpo, de alguna u otra forma lo sentía inadecuado, incómodo, y me daba vergüenza. Cuando estaba en la pubertad, me ponía cinta adhesiva en los senos para que se me vieran un poco más pequeños, y me rasuraba el vello púbico que me comenzaba a salir para hacerme creer que no lo tenía.

Crecí con paradigmas que me hacían rechazar mi cuerpo. Este conflicto interno duró años, y mi forma de alimentarme reflejaba ese rechazo continuo con mi cuerpo y todo lo que representaba.

Tiempo después, tras mi despertar espiritual, poco a poco fui entendiendo que no hay separación entre lo material y lo espiritual. Lo material es espiritual porque está hecho de la misma energía, no hay diferencia y cada parte de mi cuerpo es sagrada.

La energía y la sabiduría del Universo entero se encuentran concentradas en ti, en tu sangre, en tus órganos, en tus tejidos. Y tu cuerpo fue creado para expresar esa sabiduría y mantenerte en una proporción perfecta.

Asimismo, es tu mejor aliado para recordarte que eres un ser espiritual, y tu derecho de nacimiento es elegir cómo quieres expresarte en este mundo. Tu cuerpo también es tu mejor aliado ante la pérdida de peso, y a medida que entiendas cómo se repara y balancea, podrás confiar en que está diseñado para mantenerte en tu proporción perfecta. Es decir, es tan sabio que no necesitas enseñarle a respirar, parpadear, curar una herida o hacer latir tu corazón. Tu cuerpo siempre ha tenido la capacidad de conservarse en equilibrio, y una de estas capacidades es saber cómo mantenerte en tu peso ideal. Aunque sientas que tienes kilos de más que esconden la sabiduría de tu cuerpo, tu peso y proporción perfectas realmente existen dentro de ti en este momento.

Para entender mejor este concepto, quiero que pienses en alguna ocasión en la que te hayas cortado la piel. Cuando esto pasa, el cuerpo automáticamente se encarga de mandar células blancas para matar las bacterias, después coagula la sangre para formar una costra, que con el tiempo se cae y así tu piel se regenera. Sin importar cuántas veces te cortes, el cuerpo siempre responde de la misma manera y se sana a sí mismo, sin excepciones.

Esto es un milagro, y algo que no tienes que controlar, es decir, no tienes que estarle diciendo a tu cuerpo de manera consciente que se sane a sí mismo. Es más, si tratas de quitarte una costra antes de tiempo, tu piel se vuelve a abrir, porque los tiempos de tu cuerpo son perfectos.

Este proceso es tan perfecto que te mantiene con vida, y pasa así en todas las células y los órganos de tu cuerpo cada segundo que respiras. Piensa en la manera en la que tu corazón no deja de latir, la forma en la recibes oxígeno al respirar, cómo circula la sangre dentro de tus venas y arterias. Como puedes ver, el cuerpo hace esto en automático, es muy sabio y contiene la inteligencia universal que gobierna sus funciones para que se encuentre en equilibrio en todo momento. Parte de estar en equilibrio es tener una proporción corporal exacta y perfecta para ti, y esto es algo a lo que tu cuerpo por sí mismo quiere regresar.

Escucha a tu cuerpo

De pequeñas, confiábamos en la sabiduría de nuestro cuerpo; es decir, no nos cuestionábamos si debía hacer o verse de cierta forma. Por ello, no lo tratábamos de controlar ni manipular, pero a medida que crecimos, empezamos a recibir información externa que nos programó para desconfiar de él y de nuestra Esencia.

Como cultura, pensamos que necesitamos hacer dietas o algo externo a nosotros para controlar el equilibrio de nuestro cuerpo, pero lo que no sabemos es que él siempre nos está tratando de regresar a nuestra proporción sana e ideal. Así como no tienes que controlar los latidos de tu corazón, también puedes confiar en que no tienes que controlar las proporciones de tu cuerpo, ya que él sabe hacer todo esto de forma automática.

MOMENTO DE REFLEXIÓN

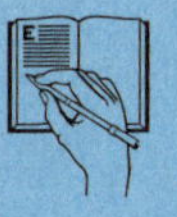

Regresar a la sabiduría corporal implica dejar ir el control, rendirte ante tu cuerpo y la sabiduría Universal. Sin embargo, entiendo que puede ser complejo este cambio de mentalidad, por lo que, si te cuesta trabajo, te invito a seguir los siguientes pasos:

1. Haz consciente tu control.

2. Acepta que no lo puedes dejar ir.

3. Pide ayuda al Universo.

El tercer paso es el más importante, porque al pedir ayuda ya estás cediendo el control, y esto es algo mágico. Puedes decir el siguiente mantra: «Universo, ayúdame a dejar en tus manos el control de mi cuerpo».

Verás que, con el paso del tiempo, las cosas irán cambiando por sí mismas, sin esfuerzo ni sacrificio, y te darás cuenta de que mientras más dejes ir el control, tu cuerpo te demostrará su sabiduría infinita.

Las personas que siempre han tenido una proporción sana y en equilibrio confían en esta sabiduría de manera inconsciente para mantener su peso ideal. Nunca la cuestionan y tienen la certeza de que su cuerpo siempre elimina lo que no necesita.

El concepto de «gordura» es creado por el ser humano, con base en sus condicionamientos sociales y sus juicios. En la naturaleza, simplemente hay diferentes proporciones, las cuales son perfectas para cada ser que las representa. O ¿has visto árboles gordos o flacos? Puede que unos árboles sean más grandes que otros, con diferentes formas y tamaños; sin embargo, todos ellos están perfectamente bien proporcionados de manera única. O bien, ¿dirías que un elefante es obeso? Por supuesto que no, el elefante es perfecto y hermoso con sus proporciones únicas.

La misma verdad se puede observar en las flores. ¿Pensarías que una flor está demasiado flaca? Una rosa no es más delgada que un girasol, más bien, son diferentes y tienen una proporción ideal. Cada flor es única y bella, con distintos colores, formas y dimensiones.

Esta misma sabiduría la puedes aplicar con tu cuerpo y dejar de compararte. **En lugar de enfocarte en ser como alguien más, enfócate en Ser tu versión más brillante.** Esta es la manera más hermosa de alinearte con el Universo y honrarlo a través de tu existencia.

Recuerda que la naturaleza es poderosa y totalmente capaz de mantener su perfección. Tú eres parte de este macrocosmos y, por lo mismo, tú también tienes estos procesos internos de equilibrio. Mientras menos intervengas, permites que todo se acomode como se tiene que dar. La proporción de tu cuerpo es única, y esa autenticidad es el mejor regalo que le das al Universo.

Puntos clave para confiar en la sabiduría de tu cuerpo

Confiar en tu cuerpo implica confiar en la vida. La vida sabe cómo poner todo en su lugar, y por esto mismo creó el cuerpo (el organismo completo) con una estructura que lo ayuda a eliminar lo que no le sirve. Todos tus sistemas de excreción no están ahí por casualidad, y tu cuerpo está diseñado para eliminar todo lo que ingieres que no es necesario o que es tóxico, incluyendo un exceso de peso o comida. De hecho, tienes que ir en contra de esta lógica para tener kilos de más.

Entiendo que es fácil sentirte como una víctima cuando estás en una batalla constante con tu cuerpo, pero la clave está en darte cuenta de que la batalla es lo que te está bloqueando, y que en lugar de luchar tienes que confiar. Si aprendes a darle un voto de confianza a tu cuerpo, podrás empezar a darte cuenta de su sabiduría y te será más fácil amarlo y tratarlo bien.

Este proceso de eliminación es como la gravedad, siempre intenta llevarte a tu peso ideal. En mi experiencia profesional, me he dado cuenta de que **mientras más te relajas y aprendes a disfrutar de tu comida, tu cuerpo también se relaja y la procesa mejor.**

Por ejemplo, recuerdo que cuando era preadolescente comía sin tener la menor noción de lo que era una caloría. Me alimentaba con absoluta libertad y confianza, no pensaba en dietas y mi cuerpo siempre regresaba a su balance y peso ideal. Nunca cuestionaba la manera en que mi cuerpo eliminaba toda la comida y, por lo mismo, funcionaba eficazmente.

Así que para estar en tu peso ideal no necesitas luchar ni castigarte, sino amarte y relajarte. Con ello, te lo prometo, permites que tu cuerpo haga su trabajo.

MOMENTO DE REFLEXIÓN

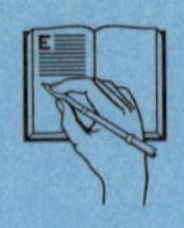

PARTE 1

Para poner esta confianza en práctica, te recomiendo hacer el siguiente ejercicio de forma constante durante el día:

- Cuando comas algo y sientas miedo o culpa, habla con tu cuerpo y dile las siguientes palabras: «Gracias por demostrarme que estás hecho para eliminar y no para acumular, confío en ti».

PARTE 2

Junto con el ejercicio anterior, te invito a leer continuamente los siguientes puntos clave que te ayudarán a integrar este concepto para que puedas empezar a observar cambios en tu cuerpo:

Punto clave #1. Cuando te encuentres en una situación en la que comas mucho y pienses que vas a subir de peso, es muy importante que aprendas a confiar en tu cuerpo. Si estás llena, la sensación de saciedad se irá en unas cuantas horas y tu cuerpo siempre se encargará de regresarte a tu estado original.

Punto clave #2. Sentirte llena no significa que subirás de peso. No intentes dudar de la manera en la que tu cuerpo hace esto, y tampoco trates de interferir en su proceso de eliminación al imponerle tus propias ideas de dieta, de ejercicio o de ayuno.

Punto clave #3. Tu cuerpo fue creado perfectamente para saber con exactitud qué hacer. Cuando puedas internalizar y aceptar este hecho, vas a poder tener un nuevo nivel de confianza relacionado con tu cuerpo.

Punto clave #4. Cuando te veas en el espejo y notes que tu cuerpo ha subido de peso, tu única obligación es confiar en que él siempre está de tu lado, así que te regresará a su proporción ideal. Tu cuerpo sabe cómo eliminar todo lo que no debe estar ahí, siempre lo hace.

Punto clave #5. Tu cuerpo siempre reflejará tus creencias y lo que te digas a ti misma. Por favor, presta mucha atención a esto y pon en práctica lo que vimos en los primeros dos capítulos del libro para que trabajes de manera consciente dichas creencias.

MEDITACIÓN PARA CONFIAR EN TU CUERPO

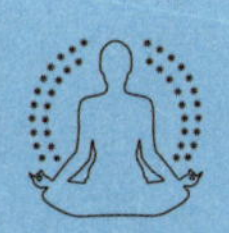

Para cerrar este capítulo, haz esta meditación, que busca crear un espacio sagrado de confianza con tu cuerpo.

1. Cierra los ojos, e inhala y exhala profundo. Manifiesta la intención de conectar con tu cuerpo y dile: «Estoy lista para escucharte». Imagina que cuando inhalas, tu cuerpo está recibiendo luz, y que cuando exhalas, la luz se expande y entra a cada una de tus células.

2. Ahora, contacta con tu corazón y enfócate en su centro. Pídele que se abra para abrazar todo tu cuerpo, especialmente, lo que más juzgas de él. Observa cómo tu cuerpo se abre para recibir ese amor, deja que te abrace.

3. Siente la proporción perfecta para ti. Haz una respiración profunda e imagina esta imagen de tu proporción perfecta. Deja que tu imaginación te permita sentir lo que significa estar fuerte, radiante, flexible, ligera y sana. Concede que esta imagen sea única para ti, sin compararte o querer ser como alguien más.

4. Dile a tu cuerpo que estás lista para soltar, fluir, confiar. Explícale que estás lista para que te demuestre lo que significa ser tu versión más auténtica y radiante. Deja que esta imagen se quede implantada en tu mente como un recordatorio para esos momentos en los que dudes o desconfíes, y repite las siguientes palabras: «Cuerpo, confío en ti. Cuerpo, confío en ti».

5. Ahora, conecta aún más profundo con tu cuerpo y pídele perdón por aquellas veces que lo ignoraste, juzgaste o maltrataste. Dile que lo sientes y que estás lista para amarlo más profundamente que nunca.

6. Permite que estas palabras entren en todo tu cuerpo y pregúntale: «¿Qué mensaje me quieres dar en este momento?». Permítete escucharlo con el corazón.

7. Dale gracias a tu cuerpo por este mensaje y prométele que de ahora en adelante lo honrarás y lo amarás. Dile que cuenta contigo y pídele que te recuerde que puedes soltar el control y confiar en él.

8. Sigue imaginando esa luz de amor rodeándote, permítete sentirte amada y segura, quédate con este sentimiento el tiempo que quieras y, cuando estés lista, abre los ojos.

Tómate unos momentos para «digerir» las partes de este ejercicio que tuvieron el mayor impacto en ti y date unos minutos para escribir algunas palabras de reflexión en tu libreta.

Cada vez que necesites entrar en un espacio de confianza con tu cuerpo, te invito a hacer esta meditación. Si abres tu corazón, notarás que empiezas a entrar en niveles profundos de paz con tu cuerpo. Cuando menos te lo esperes, estarás confiando y fluyendo en la sabiduría mágica que vive en él.

Quiero que te honres y admires por llegar hasta aquí, por tus ganas de encontrarte y regresar a tu centro. Yo te aseguro que, si haces los ejercicios, las meditaciones, y si lees conscientemente, con el corazón abierto, estarás encontrando tu nutrición espiritual, de la cual hablaremos en el próximo capítulo.

CAPÍTULO 7

ENCUENTRA TU NUTRICIÓN ESPIRITUAL

¿Alguna vez has experimentado esa sensación de tenerlo todo y sentirte vacía al mismo tiempo? Recuerdo que así me sentía antes de tocar fondo con mi desorden alimentario en Nueva York. De manera externa lo tenía todo: un superdepartamento en Manhattan, tomaba clases en una universidad de gran prestigio, estaba con un compañero que me apoyaba en todo, vivía en una de las ciudades más hermosas del mundo... Pero internamente no tenía nada porque me faltaba hallar lo más importante: mi nutrición espiritual.

Para que se revelara esta nutrición espiritual, tenía que entrar en un proceso de armonía y alineación con mi alma, lo que requería aceptarme tal y como era: cada cualidad, cada matiz, cada experiencia, cada error percibido, todo lo que veía como malo, feo, defectuoso y destructivo.

Entiendo que, de inicio, esto puede sonar mucho más grande de lo que crees que eres capaz de hacer. Quizá la sola idea pueda sentirse extraña, lejana o inalcanzable porque no sabes ni por dónde empezar. Incluso sé que podemos crear todo tipo de excusas para no llevar a cabo este viaje de exploración interna porque todo nos parece demasiado abrumador, como: «Te juro que me es imposible dejar de controlar la comida», «No puedo imaginarme quién soy sin mi desorden alimentario», «La gente me dejaría de aceptar si subo de peso». Pero por mucho que tus creencias te parezcan convincentes o incluso verdaderas, nunca podrán invalidar tu verdad absoluta: eres amada por el Universo exactamente como eres ahora, en este mismo instante. El compromiso de este viaje requiere de la voluntad de encontrarte contigo misma con amor y aceptación, aquí y ahora.

Enfoca tu atención hacia el interior

El gran inventor Nikola Tesla dijo una vez: «Cuando quieras conocer los secretos del Universo, piensa en términos de energía, frecuencia y vibración». Él entendía que somos seres vibratorios que vivimos en un Universo con la misma cualidad. Esto significa que cualquier cosa de la que huyas, niegues o suprimas es simplemente una forma de energía.

Algunas energías son más densas o de menor frecuencia; otras, más ligeras y expansivas, pero todo es solo energía. Nada más y nada menos. Quizá tu mayor obstáculo para sentirte plena sean todas las formas en las que has sido condicionada para etiquetar, juzgar y categorizar esas energías. Tal vez has pasado varios periodos de tu vida huyendo de «demonios» que creías que te comerían viva si alguna vez te detenías y te atrevías a enfrentarlos, pero es el miedo y la negación a enfrentarlos lo que te está comiendo viva.

La nutrición espiritual es tener la valentía para acercarte a esas energías desde tu corazón, con amor propio y aceptación radicales, para que puedas relajarte frente a ellas y simultáneamente elevar tu frecuencia hasta el punto que, de manera natural, se desprendan de tu realidad. La realidad es que, desde el amor, solo amor e inocencia existen.

Cuando te atreves a enfocar tu atención hacia adentro, puedes encontrar coherencia con tu frecuencia más alta, y así renunciar simultáneamente a todo lo que no eres. Sentirás una autorrealización acelerada a través de la cual entregarás las defensas de tu ego, porque ya no las necesitas para sobrevivir. Tu vida tendrá una nueva vitalidad a medida que tu corazón se abra de par en par y sentirás que finalmente llegaste a casa. Y esa casa siempre ha estado en ti.

La nutrición espiritual es saber que eres una chispa de luz divina que anima y habita en todo. Sin embargo, en este momento, en lugar de mirar hacia adentro, estás continuamente tratando de encajar y encontrar tu paz en el entorno, pero no hay una verdadera validación que provenga del exterior. El mismo hecho de que estás respirando es tu validación. No hay absolutamente nada que puedas hacer, obtener o lograr que pueda hacerte más digna de amor y aceptación de lo que eres en este preciso momento. Tu lugar en el plano divino ya es suficiente. Tú eres suficiente. Respira hondo y deja que asimiles esto. **Eres suficiente exactamente como eres.**

El Universo te ama constante, total y completamente tal como eres. Cuando puedas aceptar esto plenamente, accederás a tu estado más natural, que es la paz. Todo lo que te han dicho se ha superpuesto, capa tras capa, circunstancia tras circunstancia, año tras año, sobre esta paz que es tu verdad.

Si a lo largo de tu vida has tenido malas experiencias y traumas emocionales, y cada uno de estos ha quedado impreso en tu campo energético, tu tarea es quitar esas capas y disolver esas huellas. No tienes que analizarlas, rechazarlas o enfrentarlas, sino hacer un esfuerzo constante para cultivar la conciencia, la aceptación y la compasión propias.

Tu Esencia Divina ha estado contigo todo el tiempo y está muy emocionada por este viaje de redescubrimiento que estás haciendo. A través de la energía de las palabras en estas páginas, estás revisando la historia de tu vida mediante los lentes de tu alma.

Mente, cuerpo y espíritu

Por lo general, nos embarcamos en un camino espiritual esperando que algo nos lleve a la iluminación, como si fuera un producto que ordenaste en línea. Buscas a tus padres, los maestros, la sociedad, la religión, la práctica espiritual o esa encantadora hada madrina para que venga y te dé un premio que diga: «Bienvenida al club del nirvana». Pero no hay una verdadera validación que provenga del exterior.

Tu Esencia Divina ha estado contigo todo el tiempo y a través de estas palabras estas recordándote quién eres realmente. Tu esencia es infinita, es conciencia pura, y es la base de toda expresión, creatividad y expansión en este mundo. Esta eres tú en tu forma más pura.

Entraste a este mundo con esta inocencia y pureza esencial, pero los eventos de la vida te han distanciado del fundamento central de tu Ser. Has olvidado la luz que eres y, cuando esto pasa, vives todos tus pensamientos como si fueran reales, y estos pensamientos, por lo general, son muy destructivos y están repletos de juicios. Así, rechazas tu cuerpo y concluyes que este aspecto de tu experiencia es la totalidad de lo que eres.

Cuando piensas que eres tu cuerpo, tus kilos, tus muslos, te olvidas de la perfección que existe dentro de ti. Nuestra cultura actual idolatra el cuerpo como la verdad y el valor de quienes somos, simplemente observa los programas de *fitness*, dietas extremas, procedimientos médicos por razones estéticas, *selfies* con filtros, etcétera.

Un gran número de personas está inconforme con su tamaño y forma física, incluso si es saludable y fuerte. Y aunque no se ha descubierto por completo el impacto psicológico de las redes sociales, no hay duda de que alimenta una obsesión cultural con la buena apariencia.

Tienes una mente y tienes un cuerpo, pero estos no están separados de tu Espíritu. Por ello, cuando aceptas vivir en un mundo donde experimentas solo una parte muy limitada de lo que realmente eres, te desconectas y sientes que te falta algo. Sin embargo, sabes que, en el fondo, hay más. Tu mente trata de encontrar paz y satisfacción externamente, porque ahí es donde te dijeron que busques.

Cuando no estamos en paz con nosotras mismas, al mirarnos al espejo por las mañanas, nos invaden pensamientos muy negativos sobre nosotras mismas. Nos criticamos partes del cuerpo y nos identificamos con lo que nosotras interpretamos como «defectos». Por eso es tan importante detenernos a pensar sobre cómo nos sentimos al reconocernos en un cuerpo que nunca es perfecto, que envejece, a menudo sufre y, finalmente, muere. Te invito a que reflexiones sobre cómo se siente identificarte con tus pensamientos caóticos: algunos felices, unos irracionales, otros odiosos, algunos incoherentes y otros más convincentes. Te aseguro que esto te causa un sufrimiento intenso.

Cuando te enfocas y le das sentido a tu vida basándote en una perfección inalcanzable, inevitablemente sufres. Pero cuando te vuelves a conectar voluntariamente con tu Esencia y alma, accedes de inmediato al poder y potencial para una transformación inimaginable, y tu cuerpo lo refleja.

Este poder no requiere esfuerzo. Es la experiencia más natural de todas y, sin embargo, debido a que has sido condicionada para alejarte tanto de ella, la experiencia se siente completamente extraña.

MOMENTO DE REFLEXIÓN

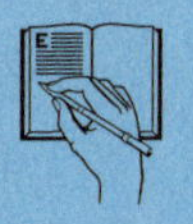

Para encontrar tu nutrición espiritual, te propongo el siguiente ejercicio:

1. Durante dos semanas, escoge un horario para dedicarte 5 minutos frente al espejo.
2. Observa tus ojos, sin hacer ningún juicio, simplemente concéntrate en tu mirada.
3. Siente esa presencia que se encuentra detrás de esa luz que hay en ti.
4. Abre tu corazón para profundizar ante esa presencia.

Si haces estos pasos con el corazón abierto, verás que esa nutrición espiritual se empieza a despertar y fortalecer. Y después de un tiempo, conectarás de una manera muy especial con la verdad de tu Ser.

Recuerda que tu cuerpo está unido a tu Espíritu y tu expresión física es lo que te hace ser única. Es el vehículo de tu alma, y la base para fortalecer este entendimiento son la aceptación y el amor propio, elementos clave que exploraremos con detenimiento en el siguiente capítulo.

CAPÍTULO 8

LA CLAVE ESTÁ EN ACEPTAR QUE TODO CAMBIA

Cuando me regresé a México, después de mi matrimonio de diez años, pasé por una etapa de cambios profundos en mi vida. Durante meses amanecía llorando y no sabía cuándo dejaría de sentir tanto dolor. Sin embargo, el proceso más hermoso de todo esto fue la oportunidad que me di de abrazar mi sufrimiento, aceptarlo y darle la bienvenida.

Esto me acercó a mí misma, a mi corazón, a mi propio abrazo, y definitivamente fue lo más sanador que pude hacer por mí en esos momentos. Al aceptar mi tristeza en lugar de rechazarla, me alineé con los planes divinos y mi persona.

Pero esta forma de actuar se dio porque, internamente, ya llevaba muchos años trabajando en mi persona y alineándome espiritualmente. Si no hubiera tenido esta trayectoria de por medio, me hubiera sido muy difícil abrir un espacio de amor y aceptación, porque durante mucho tiempo lo único que hice fue maltratarme.

Quiero que te quede claro que llegar y mantenerte en tu peso ideal no implica hacer un esfuerzo más grande, seguir una dieta más estricta, hacer un sacrificio mayor, comer menos, ni castigarte. **Lo más eficiente que puedes hacer para llegar a tu peso ideal es dejar ir todos los condicionamientos sociales acerca de lo que piensas que eres** (gordita, sin curvas, alta, bajita, fea, bonita, atractiva… y un largo etcétera) para que puedas brillar y proyectar lo que realmente eres (energía de amor que se expresa a través de tu cuerpo). Naces perfecta y lo eres en el presente. La idea es dejar que esa perfección se exprese a través de ti.

Cuando eres consciente de tus condicionamientos y heridas, la aceptación es el siguiente paso. La aceptación es la puerta de entrada a tu estado de amor. La aceptación es el camino más rápido hacia la unidad. Significa vivir en armonía con todo: contigo misma, tu realidad y tu entorno.

La aceptación permite que tu energía fluya, lo que te sitúa en una vibración más alta, en un estado más evolucionado, y te da una comprensión más amplia de ti misma. Porque cuando encuentras armonía dentro de tus limitaciones (internas o externas), tu vida se transforma y la percepción que tienes de ti misma también.

Obstáculos internos: apego y aversión

Desde el punto de vista de la vibración energética, la razón por la que permaneces en donde estás es porque te *resistes* a tu realidad. ¿Y qué es la resistencia? Es un miedo y un rechazo profundos a sentir lo que está pasando dentro de ti. Es lo que bloquea tu energía, detiene el impulso creativo, la evolución y la expansión. Es tu insatisfacción ante «lo que es», ante las circunstancias.

Cuando empiezas a verte con ojos de amor, no solo cambia tu vida, sino también la manera de relacionarte con la comida. Poco a poco te das cuenta de que mientras más te valoras y empiezas a quererte por dentro, tu mundo externo refleja ese amor interno y tu cuerpo físico se sincroniza con ese sentimiento de apreciación.

En general, he descubierto que la resistencia se manifiesta de dos formas: apego y aversión. El *apego* significa aferrarse a cosas y circunstancias que crees que te harán feliz y terminarán con tu sufrimiento. En cambio, la *aversión* significa alejar a todo y a todos los que crees que están creando tu infelicidad y sufrimiento. Y puedes estar apegada a cómo son las cosas y, al mismo tiempo, tener aversión a ellas. Por ejemplo, es posible que desees seguir teniendo 21 años porque consideras la juventud como signo de belleza (apego). Por otro lado, algo que va de la mano con lo anterior es que quizá, a la par, tengas un miedo terrible a envejecer (lo que te causa una aversión a cualquier signo de envejecimiento y a un hecho natural, hermoso e ineludible de la vida).

Por difícil que sea verlo y aceptarlo, también nos apegamos a la imagen de quien queremos ser (cómo responde la gente a tus palabras y cómo reaccionan cuando les dices a qué te dedicas, por ejemplo). Nos apegamos a ciertas ideas, ideales, roles, etc. También le dedicamos tiempo valioso a conductas de aversión, como al apartar las cosas que juzgamos que no encajan en nuestra visión ideal de la realidad. Pasamos horas criticando nuestro propio cuerpo, el templo de nuestra alma. Y esto se acompaña con pensamientos muy dañinos: «Si pudiera ser un poco más delgada aquí y un poco más grande allá, entonces sería capaz de aceptarme a mí misma». ¿Te das cuenta? Esto nos aleja del amor propio, el cual se da mediante la aceptación de las circunstancias.

Por ello, cuando estás tan concentrada en los resultados, inevitablemente terminas frustrada, enojada o sintiendo que el Universo es cruel. Además, estar atada al apego o a la aversión es agotador. Quizá a veces sientas que tienes lo que quieres y eres feliz, pero entonces se presenta una serie de dificultades y te sientes fatal. Y luego alguien te dice un cumplido y te sientes fabulosa; después, alguien te dice algo hiriente y te destruye. Cuando reaccionamos de esta manera, le estamos dando nuestro poder interno a todo lo externo.

¿Y cómo escapar de estos altibajos físicos, psicológicos, emocionales y espirituales? Debes restaurar la conexión con tu Esencia. Solo entonces puedes comenzar a confiar en que cada experiencia, sin importar cuán desafiante o difícil de aceptar sea, te está guiando hacia tu máxima expresión. Cuando confías, es más fácil relajarte en la amplitud del momento presente, en donde puedes permitir que se desarrolle la magia que te tiene preparada la vida.

MOMENTO DE REFLEXIÓN

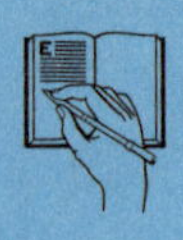

A continuación, te invito a que hagas el siguiente ejercicio para alinearte con lo que eres aquí y ahora.

1. Busca un lugar tranquilo y una silla cómoda. Tal vez puedas ir a un hermoso jardín o a un parque donde no te molesten.

2. Lee las siguientes frases en voz alta, una a la vez. Después de decir cada línea, inhala y luego exhala profundamente, y permite que la energía de las palabras penetre en tu Ser.

NOTA: Si al leer alguna de las frases sientes ganas de llorar, hazlo, está bien. Al igual que si llegan otras emociones o en un inicio no te hacen sentir nada. La parte más importante de este ejercicio es que estés completamente presente para ti misma, y que llegues a una aceptación consciente de tu vida presente, como el milagro que realmente es.

- Amo y acepto mi ira (inhala, exhala).
- Amo y acepto que me es difícil amarme y aceptarme (inhala, exhala).
- Amo y acepto mi miedo (inhala, exhala).
- Amo y acepto todas las partes de mí que he lastimado (inhala y exhala).
- Amo y acepto mi tristeza (inhala, exhala).
- Amo y acepto mi culpa y mi vergüenza (inhala, exhala).
- Amo y acepto mis pensamientos (inhala, exhala).
- Amo y acepto la forma en la que me juzgo (inhala, exhala).

- Amo y acepto mis elecciones y decisiones (inhala, exhala).
- Amo y acepto mi cuerpo (inhala, exhala).
- Amo y acepto que no me gusta mi cuerpo (inhala, exhala).
- Amo y acepto mi ego (inhala, exhala).
- Amo y acepto mi pasado (inhala, exhala).
- Amo y acepto cada elección y cada decisión que he hecho (inhala, exhala).
- Amo y acepto mi energía sexual (inhala, exhala).
- Amo y acepto todo lo que soy (inhala, exhala).
- Soy quien el Universo me hizo ser. Amo y acepto todo lo que soy. Soy quien el Universo me hizo ser. Amo y acepto todo lo que soy. Soy quien el Universo me hizo ser (inhala, exhala).

Aceptación y amor propio

Cuando vives en oposición contigo misma en el aquí y ahora, perpetúas la locura colectiva de vivir la vida en su forma limitada. Cuando comienzas a aceptar quién eres, puedes reconocer la bendición que está inundando tu realidad en cada momento. En un marco de aceptación, todo lo que alguna vez creíste que tenías que superar, arreglar o cambiar se convierte en un vehículo a través del cual la gracia divina se canaliza hacia este mundo. ¿Ves que aquello a lo que te resistías de ti misma en realidad te proporcionaba la puerta de entrada a una realidad nueva y brillante?

Nada permanece estático. Las circunstancias cambian. La vida evoluciona. Cuando entregas tu voluntad y te alineas con la voluntad de lo Divino, te pones naturalmente en armonía con lo que es.

La aceptación revela la verdadera naturaleza de lo que percibes como equivocación y se convierte en una invitación a volver al amor que eres. Enfrentarse a la vida con aceptación tiene el potencial de alinearte con tu corazón y el corazón del Universo.

Hasta ahora hemos hablado de la aceptación, pero me gustaría enfocarme también en hablar de tu amor propio, que inevitablemente está muy ligado.

Amarte no implica hacer un esfuerzo más fuerte por encontrarte, o seguir reglas o prácticas metódicas que te prometan hacer crecer tu amor. Para mí, **el amor propio es un camino que elegimos recorrer día con día, minuto a minuto, a través del cual recuerdas tu verdadera Esencia.**

Es importante mencionar que para poder empezar a ser más gentil contigo misma, tienes que ser consciente de la percepción que tienes de ti y de las situaciones en las que te vuelves más crítica con tu persona. Por ello, te invito a hacer la siguiente actividad, con el objetivo de que te vayas haciendo cada vez más consciente de las áreas a las que necesitas prestarle mucha más atención:

MOMENTO DE REFLEXIÓN

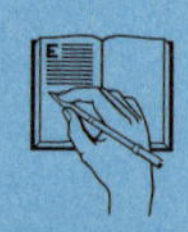

En tu libreta, responde lo siguiente:

- ¿Qué partes de mi cuerpo y de mi persona me disgustan?
- ¿En qué situaciones tiendo a criticarme más?
- ¿Siento que soy muy dura conmigo misma?
- ¿Tiendo a juzgarme cuando me veo al espejo?
- ¿Qué puedo hacer cuando me dé cuenta de que me estoy criticando a mí misma?
- ¿Qué puedo hacer para ser menos dura conmigo misma?

Recuerda que el amor propio implica amarte en todas tus facetas, aun cuando estás juzgándote, y también implica amar todo lo que eres, incluyendo tu espíritu. Puedes conectar con tu espíritu a través del sentir.

La realidad es que eres Amor que se expresa a través de tu cuerpo y tu mente. La conciencia que está detrás de tus ojos, que vive en tu cuerpo, es tu conexión con el Universo, y todos estamos conectados bajo esta misma conciencia, por lo que todos estamos conectados los unos con los otros.

En toda situación en la que necesites una respuesta, pregúntate:

¿Qué estaría haciendo el día de hoy si me amara a mí misma?

¿Qué haría con mi vida si me amara a mí misma?

¿Qué me estaría diciendo si me amara a mí misma?

No hay respuesta correcta o incorrecta, lo importante es serte fiel a ti, pues eso es lo que te lleva hacia tu mejor camino.

Amarte es empoderarte

Algo que me cambió la vida y me hizo amarme de manera muy profunda fue entender que somos mucho más que nuestra biología. Tenemos una parte profunda que es infinita y nunca muere. Esta parte de nosotras va mucho más allá de nuestro cuerpo, ya que es nuestra Esencia. Desde esta perspectiva, no somos nuestro cuerpo, nuestras creencias, nuestro género, nuestra religión, nuestros problemas, nuestras adicciones, sino que somos algo mucho más vasto y divino.

Mientras más te amas, más confías en ti, y mientras más confías en ti, más confías en tu Esencia y en el Universo. Esto permite que tu luz se exprese a través de ti. Y es curioso, pero **mientras más conectada te sientes con el Universo, más sana será tu relación**

con la comida, ya que la necesidad de controlar se ve remplazada con un sentimiento de confianza que rompe con patrones destructivos alrededor de la alimentación.

No tienes que esforzarte por ser merecedora del amor, ya que el Universo te ama por ser tú. Realmente todo se basa en tu relación contigo misma, y lo único que necesitas hacer es dejar en manos del Universo todo lo que deseas que suceda y ocuparte de tu propio amor.

Este cambio de perspectiva y de ser contigo misma te empodera, lo que significa amarte de manera incondicional, valorarte y no tener miedo de ser tú misma. La manera de empezar a empoderarte es dejar de compararte con otras personas y con tu mundo externo. La fuerza más grande viene de adentro hacia afuera.

Tu poder es interno y todos tenemos acceso a esta misma Fuente de amor y poder divino. No hay nadie que tenga más poder que tú, ya que todos estamos conectados a la misma Fuente de Luz/Amor/Energía Universal, y esta Fuente es incondicional. La única diferencia es que algunas personas son más conscientes de esto que otras.

El secreto más grande es lo poderosa e inmensamente fuerte que realmente eres, y tienes todo lo que necesitas para navegar esta vida de manera interna. Te aseguro que no es necesario ni tampoco te deja nada bueno seguir buscando respuestas afuera de ti: ni aceptación, ni aprobación, ni sanación, en cosas externas. Es decir, de ahora en adelante puedes estar segura de que lo que buscas que los demás te den en realidad ya lo tienes en ti.

Sé consciente del momento en el que estés inmersa en emociones como el miedo, y encuentra tu centro de amor poniendo en práctica los ejercicios de este capítulo. Este centro de amor refleja tu empoderamiento y autenticidad, porque eres una Esencia de Amor. Y si necesitas algo más que puedas tener a la mano en tu celular o en alguna libreta que lleves contigo, también puedes repetirte la siguiente afirmación:

Elijo ver esta situación con ojos de amor.

Esta se puede aplicar a tu cuerpo, a tus relaciones y a tu trabajo.

Di y haz las cosas porque quieres y porque te amas, y no porque le tienes miedo a las consecuencias. Viniste a esta vida para expresarte y ser expresión de un Amor Universal. Eres amor. Naciste para recordar esta verdad y hacerla brillar.

El amor es tan poderoso que también es la fuerza que transforma tu cuerpo a nivel bioquímico, y de esto hablaremos más a fondo en el próximo capítulo.

CAPÍTULO 9

EL AMOR TRANSFORMA TU CUERPO

En una de mis consultas privadas, una mujer me preguntó que cuál era mi mejor consejo para transformar el cuerpo, y mi respuesta fue: «amarte».

Te voy a platicar que, durante las épocas más fuertes de mi desorden alimentario, tenía el hábito de comerme una barra de chocolate oscuro antes de dormir porque «mi programa alimentario me lo permitía». Cabe mencionar que yo nunca he sido una amante del chocolate, y que mi cuerpo siempre ha tenido reacciones adversas cuando lo como porque me altera mucho el sistema nervioso. Sin embargo, todas las noches era la misma historia: me comía la barra de chocolate antes de dormir, me despertaba a las tres de la madrugada con taquicardia, me sentía desesperada por habérmelo comido, me juzgaba, me enojaba conmigo misma y, al día siguiente, se repetía el ciclo.

Este patrón me estaba destruyendo tanto física como emocionalmente, hasta que un día me cayó un veinte enorme y me hice la siguiente pregunta: «¿Qué pasaría si en lugar de juzgarme y enojarme por haberme comido el chocolate, me empiezo a abrazar cuando me despierte en la madrugada?».

La verdad es que hasta ese entonces las actitudes que había tenido conmigo misma no me estaban ayudando a sanar, entonces tenía que hacer algo completamente diferente para sacarme del hoyo en el que estaba.

A partir de ese día empecé a poner en práctica el abrazarme cuando me despertaba desesperada por haberme comido la barra de chocolate. Me sentaba en la orilla de mi cama y me decía: «Moni, todo está bien, estoy contigo y te amo».

Al principio no me fue fácil decirme estas palabras, porque la realidad es que seguía desesperada por tener esas conductas y no poder parar, pero a medida que pasaban los días, empezaba a suceder algo increíble. Mi compulsión por comerme el chocolate mágicamente empezaba a ceder, había días en los que ya no lo quería, pero cuando me lo volvía a comer, me trataba con amor y comprensión.

Sin comprender cuándo ni cómo, este patrón comenzó a desaparecer y a partir de ese día me di cuenta de que el amor fue la única fuerza que me permitió trascender ese patrón de autodestrucción. A partir de ese día, supe que había encontrado la solución que buscaba. Y esa solución no me la daba la comida, sino mi propia presencia amorosa.

Hoy en día, en muchos medios de comunicación y redes sociales, se ha difundido la importancia de amarnos a nosotras mismas. Hay una razón poderosa detrás de esto, por lo que en este capítulo quiero transmitirte el impacto que el amor tuvo en mí (y tendrá en ti) en relación con el cuerpo, el peso y el metabolismo.

El cuerpo es muy sabio

El cuerpo está conectado a la energía del Universo, como también lo está a cada una de tus emociones y pensamientos, y registra cada sentimiento y palabra que te dices a ti misma en cada instante. Cuando te das cuenta de que el mayor bloqueo para que tu cuerpo pueda fluir eres tú, puedes cambiar tu vida.

Este capítulo me sale del corazón, pues el amor propio es el área de mi vida que ha sido más difícil poner en práctica, pero a medida que aprendo a abrazarme, aun con mi perfeccionismo, me doy cuenta de que el amor siempre se expresa en dimensiones que nos van uniendo a nuestra alma.

¿Cuántas veces te has visto al espejo y criticado? Según un artículo publicado en el sitio web Mind Body Green, basado en un estudio realizado a 2000 mujeres en el Reino Unido, se reveló que, en promedio, se critican a sí mismas por lo menos ocho veces al día, desde las 9:30 a. m. Las críticas frecuentes se basaban en el deseo de bajar de peso, la preocupación por los salarios bajos y la carencia de habilidades creativas y de organización. Evidentemente, esto no solo pasa en ese país, sino en muchos otros en los que la influencia de ciertas ideas o los estereotipos (transmitidos por los medios, la cultura, las redes sociales...) relacionados con el cuerpo tienen mucha injerencia en las personas.

La realidad es que la gran mayoría de las mujeres que trabajan conmigo no se permiten disfrutar de un viaje o un evento por lo incómodas que se sienten consigo mismas, y lo más probable es que te puedes identificar con esto. ¿Cuántas veces has tenido cierto aspecto físico que te gusta, pero sientes que es insuficiente? Date cuenta de que sin importar cuánto peses o cómo te veas, si tú no estás en paz contigo misma, nunca lo vas a estar y vas a desperdiciar toda tu vida sintiéndote infeliz e incómoda en tu propio cuerpo. Y, tristemente, para muchas es más fácil amar a nuestra pareja, papás, hijos o amigos, pero rara vez nos enfocamos en amarnos y tratarnos a nosotras mismas con ese mismo cariño y compasión.

Lo más impresionante de esto es que cada vez que sientes falta de amor hacia ti misma tu cuerpo entra de inmediato en procesos bioquímicos que lo sacan de balance y alteran su metabolismo. Por ejemplo, para que tu metabolismo funcione de manera óptima, debe estar en un estado de relajación. Cuando tienes estrés físico, emocional o mental, tu cuerpo lo registra. Esto quiere decir que cada vez que tienes un diálogo crítico, de juicio o negatividad hacia ti misma, tu cuerpo entra en un estado de estrés, y este ocasiona que tu cuerpo entre en procesos inflamatorios, lo cual a su vez hace que tu metabolismo se vuelva menos eficiente.

También existen estudios científicos que nos demuestran la relación entre el estrés, las enfermedades y la inflamación corporal. Por ejemplo, el Colegio de Medicina de la Universidad de Cornell demostró que todas las emociones que percibimos como «negativas» tienen un impacto en dichos niveles de inflamación en nuestro cuerpo. Este estudio permitió entender el simple reconocimiento de que la positividad y los sentimientos inspirados, felices y relajados contribuyen a reducir la inflamación, y esto a su vez protege contra enfermedades crónicas y aumenta la eficiencia del metabolismo.

Por si fuera poco, cada emoción negativa que sientes hacia ti misma y cada pensamiento de autocrítica se reflejan en todas las moléculas de agua de tu cuerpo. El doctor en Medicina Alternativa, Masaru Emoto, estudió toda su vida la estructura molecular del agua y pudo demostrar que cuando nuestros sentimientos y pensamientos son amorosos y positivos, la estructura es cristalina y refleja la imagen de copos de nieve armoniosos y hermosos. Pero cuando los pensamientos son negativos y destructivos, estas mismas moléculas de agua cambian su estructura y se desfiguran por completo.

Si tu cuerpo está compuesto de aproximadamente 60% de agua, entonces cada pensamiento o comentario negativo que tengas hacia ti misma afectará la estructura, la bioquímica y el metabolismo de tu cuerpo. De la misma manera, el exceso de estrés, generado por tus pensamientos de autocrítica, ocasiona que tu cuerpo entre en estado de «alerta, pelea y defensa». Esto último, al mismo tiempo, hace que secretes hormonas como el cortisol y la adrenalina, las cuales tienden a facilitar la acumulación de grasa abdominal.

También es importante que sepas que toda emoción y experiencia negativa que tengas hacia ti misma y tu cuerpo se queda registrada dentro de tu memoria celular, por lo que es importante que seas consciente del diálogo constante que tienes contigo misma en todo momento.

Cada vez que te criticas o te juzgas, estás desencadenando reacciones bioquímicas y metabólicas en tu cuerpo que te impiden estar en tu peso ideal. Si te estás juzgando y criticando todo el tiempo, te alejas de tu conexión con el Universo, y es esta sabiduría universal la que sabe equilibrar tu cuerpo. Con estos ejemplos, espero que te percates de que cada vez que te criticas y te hablas feo, lo único que estás haciendo es bloquear el funcionamiento de tu propio cuerpo y alejarte de las metas que quieres. Todo lo que piensas y sientes se conecta con cada una de tus células, por lo que mi propuesta para ti es esta: permítete descubrir que, a través del amor, puedes llegar más fácil a tus metas.

Muestra lo que realmente eres

Amarte implica dejar ir todos los condicionamientos sociales acerca de lo que piensas que eres para que puedas brillar como lo que realmente eres. Naciste perfecta y aún lo eres, la idea es dejar que esa perfección se exprese a través de ti.

Cuando empiezas a verte con ojos de amor, no solo tu vida cambia, sino también tu manera de relacionarte con la comida. Poco a poco te darás cuenta de que mientras más te valores y empieces a quererte por lo que eres por dentro, tu mundo externo empezará a reflejar ese amor interno y tu cuerpo físico comenzará a sincronizarse con ese sentimiento de apreciación.

Cuando empiezas a reconocer toda tu belleza interna, empiezas a querer darle a tu cuerpo alimentos más nutritivos, sanos y que lo hagan sentir bien. Por eso a mí me encanta mi comida nutritiva y sana, pero eso no significa que sea inflexible y me niegue a disfrutar también de otro tipo de alimentos, aunque no siempre sean sanos. El punto clave es amarte lo suficiente para saber lo que quieres y no quieres darle a tu cuerpo, y esto nace desde ese amor.

MOMENTO DE REFLEXIÓN

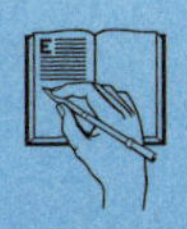

¿Qué puedes hacer para empezar a amarte más? Empieza por aceptar tu punto de partida; es decir, el lugar en el que estás hoy. Una vez que lo hagas, responde las siguientes preguntas:

Si en este momento sintiera que merezco ser feliz y me amara a mí misma...

- ¿qué cosas haría de forma diferente?
- ¿qué alimentos me daría permiso de comer y disfrutar?
- ¿qué me diría a mí misma al verme todos los días en el espejo?

Tus respuestas a estas preguntas son tu guía para llegar a una frecuencia de merecimiento, lo que te alineará a las posibilidades más hermosas que el Universo te quiere regalar. Asimismo, al poner en práctica estas reflexiones, te aseguro que poco a poco irás mejorando en el cambio que quieres ver, el cual será el tema del capítulo que veremos a continuación.

CAPÍTULO 10

CONVIÉRTETE EN EL CAMBIO QUE QUIERES VER

A lo largo de los años he aprendido que la razón por la que la vida está saliendo o no como queremos es un reflejo del amor que nos tenemos a nosotros mismos y de cuánto nos valoramos. La manera en la que realmente podemos amarnos es amando todos nuestros defectos, cualidades y partes, así como abrazando nuestro punto de partida y la situación en la que nos encontramos en el presente.

Si quieres que tu mundo cambie, debes trabajar en el cambio que deseas ver en el mundo. Cuando escoges vivir tu vida desde un lugar de gozo, puedes inspirar a los que te rodean a hacer lo mismo. La mejor manera de hacer un cambio es convertirte en ejemplo de lo que quieres ver en este mundo.

Si estás tratando de controlar tu futuro, lo estás limitando. Cuando te enfocas solo en tus pensamientos, únicamente te estás enfocando en una posibilidad. Pero la realidad es que estamos unidos al Universo y, desde esta perspectiva, las posibilidades son ilimitadas.

MOMENTO DE REFLEXIÓN

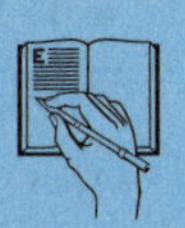

La manera de permitirte vivir sin controlar es confiando. También es enfocándote en lo que te hace sentir mejor en el momento y elegir a partir de ese punto. Escoge la dirección que te hace sentir mejor acerca de ti misma en el presente. Responder las siguientes preguntas te puede ayudar:

- ¿Qué me hace sentir mejor sobre mí misma?
- ¿Qué me hace sentir mejor acerca de mi vida?

- ¿Qué me hace sentir que les estoy dando amor a los que me rodean?

Recuerda elegir tu mejor condición porque quieres y no porque debes. En cada elección, te puedes preguntar a ti misma:

- ¿Qué es lo que me hace sentir bien en este momento, en el aquí y el ahora?
- ¿Qué me hace sentir que me amo a mí misma?

Todos los días haz algo que te haga sentir bien, y desde ahí serás guiada para saber qué hacer después. Si escoges lo que se siente mejor, estás permitiendo que se te abra un mejor camino.

La aceptación es el camino al amor propio

Cuando te sorprendas tratando de controlar tu peso y quieras empezar otro programa de dieta, detente y regresa a ese centro de confianza, en el que sabes que tu cuerpo es sabio y donde confías que está en un equilibrio continuo. Recuerda que si tratas de controlar cada proceso de tu cuerpo, te privas de recibir las infinitas posibilidades de sabiduría que tiene.

Nuestra mente tiende a juzgar y criticar, y también se enfoca en lo que pensamos que hicimos mal, por lo que, para poder realmente amarte, tienes que hacerlo en todas tus facetas, incluir todo lo que has hecho y el lugar en el que te encuentras hoy. Esto es aceptación. Cuando te resistes a aceptarte y te juzgas todo el tiempo, estás yendo en contra de tu naturaleza, ya que esta es amor.

Tu vida será armoniosa en proporción a cuánto te ames, tus valores y cómo te trates. Es decir, amarse a una misma es abrazar también lo que no te gusta y todo lo que has hecho; esto es el verdadero amor propio que te permitirá superar los obstáculos o bloqueos que tienes sobre ti y tu cuerpo, reflejados en la alimentación.

El primer paso para comenzar a moverte hacia un espacio más amoroso radica en la aceptación: acepta tu punto de partida, aunque no te agrade. Acepta tu situación actual y ten fe en que esto te está llevando a un espacio de amor interno.

Aunque no lo creas, mientras más te hables mal y te resistas a aceptarte, menos probabilidad hay de que te conviertas en lo que quieres ser, porque cuando te amas de manera incondicional, se genera una fuerza interna increíble que te ayuda a resolver lo que no está fluyendo en tu vida. Y cuando te sientas estancada, como si no progresaras, te invito a pensar:

¿En dónde se refleja o cómo se proyecta
que no me estoy amando a mí misma?

Te dejo algunas sugerencias que puedes empezar a practicar poco a poco para comenzar a tratarte mejor a ti misma:

- Practica la aceptación incondicional.
- Obsérvate sin juicio alguno.
- Confía en ti.
- Ámate a pesar de tus errores.
- Perdónate.
- Abrázate.
- Cree en ti.
- Nunca pierdas la fe en ti.
- Siéntete valiosa.
- Tente más compasión.

A medida que te trates así, los que te rodean te van a tratar de la misma manera, y a su vez tú también los tratarás de esta forma. Cuando veas lo mejor en las demás personas, ellas verán lo mejor en ti. Las personas reflejan lo que ves en ellas y lo que ves en ti misma. Prométete ser tu mejor amiga y nunca abandonarte.

Cuando te amas, te valoras y te das cuenta de tu fuerza y poder internos, no dejas que otras personas te controlen y —a su vez— dejas de intentar controlarlas. Esto te empodera, lo que significa dejar de tener miedo a ser quien eres, y te permite vivir de una forma más fluida y relajada.

Suelta el condicionamiento al miedo

El estrés es una forma de miedo. Y si cada vez que comes sientes estrés, entonces te mantienes alejada del amor. Para dejar ir este miedo, tienes que cambiar tu enfoque, pero primero tienes que aceptar en donde estás, aceptar tus miedos, aceptar que te cuesta trabajo dejarlos ir y de ahí empezar a cambiar tu enfoque para moverte hacia un espacio de mayor frecuencia; es decir, la energía o vibración que todo ser contiene en sí se eleva para poder recibir más claridad, más lucidez, más paz interna.

El miedo nos mantiene en un estado de supervivencia, y si lo vivimos de manera constante, no es posible expresar otra emoción que no sea esa. Acuérdate de que el amor y el miedo no pueden coexistir, y mientras más gozo y amor te permitas sentir, menos miedo tendrás.

Si aprendiéramos a concentrar nuestra energía en encontrar nuestra felicidad, en amarnos a nosotras mismas, en sentirnos orgullosas de ser únicas y en sentirnos en paz con quienes somos, este mundo sería completamente diferente.

Un primer paso para entrar en este estado interno es que seas consciente de por qué haces lo que haces. Para conseguirlo, te sugiero hacer las cosas porque te amas, te valoras y aprecias tu vida. Por ejemplo, en lugar de bajar de peso porque no te gusta lo que ves en él y te rechaces, decide bajar de peso porque te amas y quieres vivir una vida sintiéndote saludable y con energía.

No puedes cambiar lo que ves en el exterior a menos que cambies de manera interna. El primer paso para trascender los miedos externos es hacerlo dentro de ti y confiar en el Universo. Sin importar cuál sea el problema o lo que pase a tu alrededor, tienes que empezar contigo. Lo mejor que puedes hacer por ti es amarte, encontrar lo que te hace sentir feliz y cambiar tu punto de enfoque.

Todo lo que vives lo interpretas a través de tu enfoque, de la forma en que ves la vida y lo que te pasa. Si no te gusta tu vida en este momento, piensa:

¿En qué tipo de pensamientos, ideas o creencias
me estoy enfocando?

¿A cuáles les estoy prestando tanta atención
que me alejan del amor y del gozo?

¿En dónde está enfocada tu atención en este momento, en algo que te hace sentir miedo o en algo que te hace sentir alegría? Todo lo que creas se da con base en tu punto de enfoque, y esto es algo que puedes elegir. Imagínate que tuvieras la oportunidad de volver a nacer todos los días para comenzar desde cero. Bueno, cuando te levantes mañana, te invito a imaginar que es un «borrón y cuenta nueva», que no cargas con todos los dolores, las ideas, las creencias o las experiencias negativas respecto a tu persona. El Universo solamente puede guiarte y llenarte cuando hay espacio, es decir, cuando no estás colmada de todo aquello que vienes cargando. Y este espacio, como si estuvieras «vacía», pero en el sentido positivo, es estar en un estado de confianza. Puedes repetir en voz alta estas palabras todas las mañanas: «Universo, lléname con lo que realmente me es benéfico», y luego deja de controlar y permite que el Universo trabaje a través de ti.

Limpieza interna

Es superpoderoso que te limpies de todo lo que no te sirve y de lo que te está deteniendo. Dale la oportunidad al Universo de llenarte con las cosas que te traen amor y te hacen ser feliz. Todo lo que necesitas hacer es aceptarte en tu presente, en el aquí y el ahora, porque cuando no te aceptas, te vuelves muy controladora de tu vida y tus destinos, y no permites que el Universo te guíe.

Unas palabras que me repetí de forma constante durante mi proceso de separación y divorcio, y que me ayudaron mucho, fueron: «Esto que me está pasando es justamente lo que tiene que pasar, es donde tengo que estar, y confío en los planes perfectos que el Universo tiene para mí». Cuando nos damos cuenta de que somos una extensión de Dios/Universo, nos cae el veinte de que ya somos todo lo que necesitamos ser, todo lo que deseamos ser, y ya tenemos todo lo que queremos tener. Este es uno de los secretos más profundos de la vida.

Así que no se trata de hacer más, aprender más o tener más, sino de dejar ir todo lo que te bloquea para darte cuenta de lo que ya eres. El Universo no te responderá a menos que dejes un espacio para que lo haga. Si constantemente estás llenándote de miedos o pensamientos negativos, no estás permitiendo que el Universo te pueda guiar.

Somos merecedoras de amor incondicional, y esto es algo que ya se nos da en todo momento, pero al rechazarnos tanto lo perdemos de vista. En otras palabras, cada una de nosotras somos una extensión y expresión única del Universo. Ser nosotras significa ser amor. Somos amor y no hay separación entre tú y yo. Si soy consciente de que soy amor, entonces también sé que tú eres amor. A esto se refiere el dicho: «Todos somos uno».

La sanación con tu cuerpo, con quien eres y con la alimentación también se expande hacia los demás (igual que el amor), por lo que los beneficios se convierten en una motivación importante para empezar a cambiar la manera en que miramos lo que somos y lo que nos pasa. Cuando te enfoques en los aspectos de tu vida que te gustan, empezarás a crear más cosas que te motivan, y así llegarán más sincronicidades a tu vida. Y si aprendes a estar bien ante la incertidumbre, te abres a un mundo de posibilidades infinitas. Es decir, para estar en paz con tu cuerpo, tu peso o tu imagen, debes dejar ir cualquier expectativa u obsesión, ya que una vez que te permites gozar las bendiciones y vivencias que te da la vida todos los días, llega la sanación más profunda.

Es normal que por momentos nos dé miedo dejarnos sentir gozo y soltarnos, porque creemos que será temporal, pero esto es solo un condicionamiento. Hemos aprendido a tenerle miedo al futuro y asumir que las cosas buenas no duran. Esto se debe a que cargamos en el presente nuestros dolores del pasado, pero hay otras maneras de vivir. Quizá suene demasiado sencillo, pero es cierto. En momentos difíciles, resistirnos solo los empeora, por ello, lo mejor que puedes hacer durante momentos complicados es dejar ir y confiar en el Universo. Si confías en que hay un regalo detrás de todas las situaciones que vives, puedes darte el permiso de sentir alivio. Mientras más grande sea tu desafío, más grande será tu regalo al final. **Confía.**

En el capítulo siguiente, hablaremos de un tema que te ayudará a entender que tienes el poder de transformar tu cuerpo si decides percibir tu comida de manera diferente, así que prepárate para retomar el poder de tu mente.

CAPÍTULO 11

LA ARMONÍA DE TU CUERPO ESTÁ EN EL PODER DE TU MENTE

¿Qué pasaría si supieras que el Universo te dio una mente para poder crear lo que tu alma te pide? ¿Crees que tienes el poder de cambiar tu realidad a través de tus pensamientos? ¿Crees que tienes la capacidad de permitir que tu cuerpo fluya si dejas de obstruirlo con creencias limitantes?

La vida se expande a través de lo que piensas y crees, y si nunca te cuestionas lo que percibes, te estás privando de recibir las posibilidades infinitas que existen en este momento y de crear la realidad que anhelas.

Yo viví bajo paradigmas y creencias en torno a mi cuerpo y a la comida que me robaban libertad y me atrapaban en el sufrimiento. Creía que, si me comía algo que no era natural, mis células se iban a contaminar, por lo que todo me daba miedo. Después me di cuenta de que lo que creía era porque alguien me lo había enseñado y lo había creído como real.

Aquí la palabra clave es *creer*, porque **si tú crees que lo que comes te engorda o te hace daño, tu cuerpo y tu mente lo percibirán así.** Lo mismo pasa si crees que no tienes el poder de cambiar tu realidad: conservarás la falsa noción de que no es posible. Por más extraño que quizá pueda sonarte esto, lo que quiero es mostrarte otra perspectiva, un enfoque que te ayudará a vivir una relación con la comida de una manera completamente distinta, mucho más amorosa y sana.

El cuerpo es energía en constante cambio

La manera en la que has visto la vida hasta este momento es una ilusión; más allá de ser materia física, eres un ser de energía. Por ejemplo, no sé si has visto una fotografía del aura. Esta es un campo de energía que nos rodea todo el tiempo y no es visible a través de nuestros ojos físicos; es decir, tenemos un cuerpo energético que fluctúa todo el tiempo, y es una ilusión que nuestros cuerpos son solamente materia densa y sólida. Lo mismo pasa con la comida, ya que esta también es simplemente energía que aparenta ser sólida, pero la realidad es que es luz. Cuando internalices este concepto, podrás cambiar tu relación con la comida.

Tu cuerpo y la comida tan solo son energía que vibran a diferentes frecuencias. Por ello, quiero invitarte a que, a partir de este momento, empieces a dejar ir la creencia de que tu cuerpo es sólido y nunca va a cambiar. Remplaza esta creencia con la perspectiva de que es literalmente energía que está cambiando con cada respiración que das. Para ser más específica, tu cuerpo es energía de amor, y cada vez que lo honras y amas, estás permitiendo que se expanda y toque la vida de todos los que te rodean. Es decir, amarte ayuda a que los demás puedan estar vibrando en esa misma frecuencia.

Más allá de un cuerpo, eres un campo de energía eléctrica hermosa, radiante, dinámica y bella. Mientras estés más feliz contigo misma, tu vida, tu cuerpo y tu persona, tu campo de energía será más grande y fuerte. Una vez que aceptas que tu energía fluctúa y cambia ante tus creencias, pensamientos y emociones, abres la posibilidad de tener el control y la habilidad de cambiar tu forma física.

MEDITACIÓN PARA RESIGNIFICAR TU CUERPO

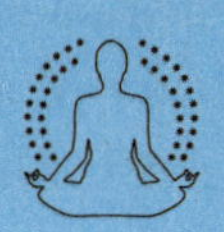

Así como una piedrita tiene la habilidad de crear ondulaciones si la avientas a un lago, un solo pensamiento puede crear fluctuaciones en tu cuerpo. Quiero que hagas un pequeño ejercicio que te ayudará a comprender mejor lo que te comparto:

1. Cierra los ojos e imagina que tu cuerpo físico es un campo de luz que puede cambiar su forma fácilmente.
2. Imagina este campo expandiéndose y contrayéndose, dependiendo de los pensamientos y emociones que tienes hacia él.
3. Ahora manda amor a esa parte de tu cuerpo que rechazas y visualiza cómo se empieza a transformar.
4. Siente tu cuerpo ligero, espacioso y extremadamente moldeable.
5. Cuando estés lista, abre los ojos.

Para ayudarte a entender el concepto de que la comida es energía, quiero que la imagines como si fuera aire. La naturaleza de este último es que es ligero, permeable y no tiene sustancia. Ahora bien, algo similar ocurre con la comida, la cual fluye dentro de ti (como el aire) sin ningún tipo de obstrucciones. ¿Acaso pensarías que el aire te haría engordar? Lo dudo mucho. Bueno, pues la comida igualmente pasa por tu cuerpo, pero para que puedas comenzar a resignificarla, es importante que no le adjudiques ningún otro pensamiento negativo.

La comida es una energía neutra que no piensa y que no tiene intenciones. Y así como sabes y piensas que el aire no engorda, te sentirás con mucha más libertad si aprendes a percibir la comida simplemente como aire o luz. Al fin y al cabo, ¡los dos son simplemente energía!

Esta es la manera en que los niños pequeños perciben la comida, a menos que alguien los haya programado de otra forma. Siempre comen alimentos como dulces, galletas y helados, y nunca piensan que van a subir de peso. Es decir, no han desarrollado el concepto de que la comida aumenta su peso y ni siquiera saben lo que significa una caloría. Las personas delgadas, así como los niños, nunca piensan que la comida los hará engordar. Siempre creen que, coman lo que coman, nunca van a subir de peso.

Aprende a dejar ir de tu cabeza todos aquellos pensamientos que te pueden estar atando a la comida. Empieza a dejar que la comida fluya adentro y afuera de ti sin obstrucciones, como si fuera aire. Cuando comas, empieza a jugar con este concepto de que la comida es aire y energía. Para esto, tienes que ser consciente de qué estás pensando cuando comes, y el siguiente test te va a ayudar.

TEST: ¿QUÉ TAN CONECTADA ESTÁS CON EL UNIVERSO?

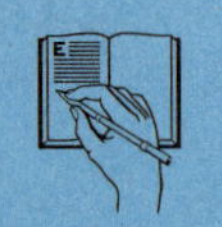

Responde a estas preguntas usando una escala del 1 al 3. Estas son las equivalencias:

1 = nunca / poco
2 = algunas veces / más o menos
3 = siempre / mucho

1. ¿Sientes culpa cuando comes alimentos «prohibidos»?

2. ¿Sientes miedo cuando comes algo que no entra dentro de tu plan alimentario?

3. ¿Lees mucha información de nutrición que te confunde y te da ansiedad?

4. ¿Crees que algunos alimentos son malos y por ello no te los permites comer?

5. ¿Piensas que vas a subir de peso cuando comes más?

6. ¿Analizas toda la información de nutrición de cada alimento que consumes?

7. ¿Te juzgas cuando comes alimentos que crees que te harán subir de peso?

Si la mayoría de tus respuestas están entre el 2 y el 3, considera que lo que más está afectando la relación que tienes con la comida y con tu cuerpo son los juicios de valor que les estás poniendo a los alimentos. Te invito a que, a partir de este test, las siguientes veces que te sientes a comer intentes ser consciente de cuáles son tus pensamientos y te detengas un momento cuando notes que son de culpa, de miedo o ansiedad, para que cambies la energía en general alrededor de tu alimentación.

Eres lo que crees, no lo que comes

El secreto más grande para cambiar tu cuerpo no está en una dieta especial, en hacer ejercicio riguroso o tomar suplementos y pastillas mágicas, sino en el poder de tu mente, ya que esta se encuentra conectada al poder creador del Universo.

Esto ya nos lo demuestra la física cuántica, la cual ha comprobado que todo lo que se percibe como materia se afecta a nivel subatómico a través de tus pensamientos. Tu mente consciente dirige lo que el Universo será, cómo se verá y la forma en que se comportará. Y si aplicas estos mismos conceptos a tu cuerpo, podemos decir que, a nivel subatómico, está directamente influenciado por tus pensamientos y emociones, los cuales siempre van a cumplir nuestras expectativas. Por ejemplo, en el caso de la comida, si crees que el pan engorda, justamente esto es lo que pasará, porque la estructura molecular de tu cuerpo se estará reorganizando alrededor de esta expectativa.

En lugar de soltar y permitir que la sabiduría mágica de tu cuerpo se haga cargo de eliminar lo que no necesita, tu cuerpo estará aferrándose a ella. Tus átomos y moléculas se conglomerarán alrededor de esta creencia, y crearán una obstrucción que interfiere con los procesos de eliminación naturales de tu cuerpo.

El poder de tu mente consciente es tu poder divino, es tu poder de creación, y tienes que ser consciente del poder ilimitado que te regaló el Universo. Deseo que te des cuenta de que **mucho de lo que crees y piensas te fue condicionado.** Tu conciencia probablemente está bombardeada con pensamientos relacionados con la comida, muchos de ellos impuestos por tu mundo externo, ya que tu mente está constantemente aceptando y rechazando miles de conceptos.

Todos estos mensajes generan falta de confianza hacia tu cuerpo, y en lugar de tener un cuerpo con un flujo de inteligencia ordenado y claro, tus pensamientos crean un campo de obstrucción.

Reflexiona sobre las siguientes preguntas:

¿De dónde o de quién aprendí que este alimento me engorda?

¿Cuándo aprendí lo que significa una caloría?

¿Cómo era mi relación con la comida cuando
no pensaba que me podía engordar?

Tu mente y tus emociones dirigen la energía que crea la forma física de tu cuerpo, por lo que es importante que te preguntes en cada momento: «¿Estoy teniendo pensamientos que permiten que mi cuerpo fluya?». El poder de ser consciente de lo que te dices y piensas es enorme, te lo aseguro. Sin embargo, si de inicio te cuesta trabajo ir cambiando estos patrones de pensamiento, te sugiero usar el siguiente mantra: «Gracias, Universo, por ayudarme a ver mi cuerpo y la comida como fuentes de luz». Ábrete a ser consciente del poder de tus palabras, y acuérdate de que los pensamientos son los que dirigen el movimiento de la energía.

Cada vez que te dices cosas hirientes a ti misma, la energía de esas palabras se queda registrada dentro de cada una de tus células. Cada vez que piensas y sientes cosas negativas de ti misma, estás solidificando esa energía, estás atacando a tu cuerpo sagrado. Todas las palabras tienen mucho más poder del que les das crédito, así que es tiempo de estar más atenta a tus pensamientos y del poder que tienen para crear tu realidad, incluyendo tu cuerpo.

La buena noticia es que tienes el poder de dirigir de forma consciente en qué pensamientos te quieres enfocar. Cuando te enfocas en pensamientos de amor, generas resultados de amor, pero cuando te enfocas en pensamientos de miedo, generas resultados de miedo. Lo que piensas y sientes cobra vida y crea una vibración en todo tu cuerpo, y se manifiesta en tu realidad. Tus pensamientos tienen el poder de reorganizar la materia física, y por eso es superimportante que escojas tus palabras con cuidado y empieces a tener pensamientos que vayan en línea con la nueva realidad del cuerpo que quieres tener.

MOMENTO DE REFLEXIÓN

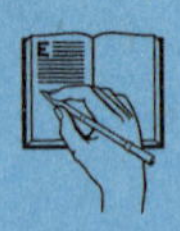

Tienes que ser consciente de la manera en que tus pensamientos afectan tu cuerpo. Para poder remplazar creencias viejas por nuevas, te sugiero hacer el siguiente ejercicio:

- Escribe qué creencias tienes sobre tu cuerpo y la comida.
- Pregúntate si quieres quedarte con esas creencias.
- Escribe una nueva creencia por la cual quieras remplazar la vieja.
- Lee y repite tus nuevas creencias todos los días.
- Deja en manos del Universo las creencias que ya no quieras tener: «Universo, pongo en tus manos estas creencias que ya no me hacen bien».

Armonía y aceptación corporal

Si realmente pudieras percibir tu realidad con ojos «biónicos», podrías ver que eres un campo de energía y amor infinito, y que tu cuerpo es una extensión de quien eres. Mientras más te des cuenta de esto y lo aceptes, tu forma física tomará la proporción que realmente te mereces, porque ese campo de energía infinita ya es bello y radiante.

Para tener un cuerpo en armonía, tienes que dejarte sentir la belleza que ya eres; tu parte divina e infinita sabe que eres perfecta, bella, y que estás en tu peso ideal. Sin embargo, solemos enfocarnos en lo que perciben solo nuestros cinco sentidos y en lo que hemos aprendido a ver como «defectos». No obstante, tu peso es esa proporción única e individual que te hace estar sana y vital. Esta imagen no sigue patrones de belleza extremos ni falsos, sino que es una belleza natural y en armonía con la vida. En otras palabras, **esta no es una receta para conseguir el cuerpo perfecto vendido por la sociedad, sino un cuerpo con el que te sientas en armonía y en perfecta aceptación.**

La manera de regresar a esta armonía es ver y hacerle caso a esa parte divina e infinita tuya, y amar tu parte finita. ¡Date cuenta de que ya eres bella y radiante, porque tu esencia ya es bella y radiante!

Ahora que conoces el poder que tienen tus pensamientos, estás lista para ir más profundo todavía y cambiar la relación que tienes contigo, tu cuerpo, tus pensamientos y tus emociones, ¡así que sigue leyendo que ya casi llegamos al final!

CAPÍTULO 12

MEDITACIÓN A TRAVÉS DE LOS ALIMENTOS

Hace años dejé de comer lo que realmente deseaba por miedo a subir de peso. Los kilos extra me agobiaban y la comida que no era «natural» y sin químicos me daba miedo. El solo pensar en comer afuera me causaba estrés y no me permitía viajar debido a todas mis obsesiones con la alimentación, así que ya te imaginarás la pesadilla que era para mí ir a un restaurante o a cualquier evento lejos de casa.

La relación que tenía con la comida no solo me afectaba a mí, sino a todos los que me rodeaban. Hoy me puedo dar cuenta de lo mucho que podemos herir a las demás personas al tener una relación tan fracturada con la comida. La realidad es que **nuestra experiencia con la comida se puede convertir en una pesadilla o en un regalo para estar presentes en el momento si así lo elegimos.** En lugar de ser una fuente de culpa, angustia y remordimiento, la comida nos puede brindar una experiencia de encuentro con el amor propio.

Puedes elegir tener una experiencia con la comida desde el amor o el miedo, y desde el amor siempre vas a lograr que tus funciones metabólicas se optimicen. Tal y como lo describí en mi libro *Nutrición energética*, cada vez que comes desde el miedo, inhibes varias reacciones bioquímicas, lo que impide que tu cuerpo pueda fluir bien.

Tener una experiencia de amor con la comida es uno de los placeres de la vida que muchas personas se niegan, porque están tratando de controlar y ocultar aquello que tanto temen sentir. Y el control es un punto central en este tema, pues cuando te sientes desconectada de tu espíritu, la vida parece como si te estuviera atacando, sacudiendo, y la reacción natural es buscar algún control.

La flexibilidad interna es tu mayor fortaleza

¿Tienes miedo de dejar ir el control porque piensas que todo se derrumbará? ¿Cuál es tu primera reacción cuando sopla un fuerte viento? ¿Te endureces y te vuelves rígida, aferrándote a cualquier cosa que te dé seguridad? Fíjate en un árbol alto que haya sobrevivido muchas décadas de fuertes vientos y te darás cuenta de que lo ha conseguido gracias a que tiene cierta flexibilidad en su tronco y sus ramas.

¿Cuál es tu primera reacción cuando estás en el océano y se acerca una ola gigante? La mayoría de nosotros tratamos de nadar fuertemente en contra de la corriente, pero si nos relajáramos y nos dejáramos mover bajo la ola, permitiéndole pasar sobre nosotros en lugar de oponernos, probablemente apenas sentiríamos su fuerza.

Cuando te relacionas con la vida de manera demasiado rígida, la primera dificultad que sople en tu dirección hará que quieras aferrarte a lo conocido, a lo que sientes como algo seguro. Por esa razón, **la postura más poderosa y sanadora que puedes adoptar es la flexibilidad interior.**

Cuando vives dependiendo de tu aspecto físico, siempre existe la sensación de estar fuera de control, porque el juicio de los demás rige tu vida. Te sientes obligada a controlar las respuestas de otras personas hacia ti para sentirte bien contigo misma, pero al mismo tiempo quieres que termine su control sobre ti. Es una trampa, porque tiendes a volverte muy estricta en tu relación contigo misma, la comida y todas las personas que te rodean. Si las cosas no salen como tú quieres, te sientes perdida.

¿Qué pasaría si en esas situaciones en las que te sientes fuera de control te dijeras con compasión que, ante cualquier situación que te ponga la vida, confías en tu capacidad para tomar buenas decisiones? Porque, créelo, dentro de ti tienes toda la inteligencia, la fortaleza y el amor propio para navegar en situaciones difíciles de manera que te mantendrán a salvo. De esta manera, cuando llegue algún momento en el que sientas que eres incapaz de tomar la decisión correcta o que tomaste una decisión de la cual te arrepientes, estarás presente contigo misma como tu puerto seguro para amarte, escucharte y abrazarte.

Cuando recién me separé, hubo muchos días en los que pensé que me había equivocado al tomar esa decisión; sin embargo, aprendí a abrazar mi humanidad y a amarme sin importar si en ese entonces percibía que me había equivocado. Al hacer esto, me di cuenta de que cuando estás arraigada en tu espíritu y construyes estos cimientos, confías en que todo se está desarrollando en un orden divino, y esa necesidad de controlar tu peso, la comida y tus circunstancias se remplaza por un sentimiento de confianza en ti misma.

La rigidez y el afán por el control no están alineados con el flujo mágico de la vida, que siempre avanza hacia la expansión y la evolución. La vida siempre desafiará tus nociones preconcebidas sobre cómo deberían ser las cosas. Este desafío es parte de tu evolución. Cuando la vida ve rigidez, solo quiere fluir, con gracia y sin problemas. Cuando la vida ve que tomas el control, solo quiere que estés en una corriente de recibir y permitir. Es decir, la vida siempre te desafiará para llevarte de la rigidez a la flexibilidad, del control a la fluidez. Si no ves esta verdad, tu experiencia de fricción, tensión y sufrimiento solo se intensificarán hasta que aprendas a rendirte para darte cuenta de que no tenías que sujetarte de todo para estar bien.

El cuidado del espíritu es tu mejor dieta

Fluir con la vida también se puede lograr al meditar con tus alimentos (práctica también conocida como «alimentación consciente» o *mindful eating)*. De esta forma convives con ellos desde un espacio de confianza y amor, porque cuando te permites estar presente experimentando las sensaciones físicas que te provoca la comida, aprendes a fluir con ella.

Si te enfocas en el sabor, la textura y el olor de la comida, no estás considerando ni por un segundo lo que estás comiendo, ni te preocuparás si tiene azúcar o si está procesada o lo que sea, simplemente estarás presente y disfrutando de cada segundo de tu experiencia sensorial.

A medida que sumas este nuevo enfoque en tu cotidianidad, comienzas a experimentar el cambio milagroso en tu vida. Y es cuando llegará el momento en que te des cuenta de que dejaste atrás esos comportamientos que te lastimaban, ese miedo que te paralizaba y esa culpa que te ahogaba.

MOMENTO DE REFLEXIÓN

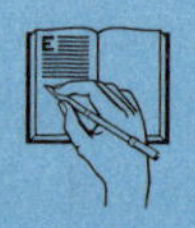

Para empezar a poner en práctica lo que te expongo, te sugiero lo siguiente:

1. Escoge un alimento al que le tengas miedo porque crees que te va a engordar.
2. Colócalo enfrente de ti y agradece el hecho de que tienes comida, que puedes alimentarte.
3. Observa su tamaño, su forma, su color, su olor y su textura.
4. Prueba un pedazo de este alimento y enfócate en estar presente para percibir su sabor.
5. Saborea cada masticada, y agradece poder disfrutar de estas sensaciones, porque eso significa que estás viva.

6. Agradécele a tu cuerpo su capacidad de eliminar lo que no necesita, y agradécele a la comida su capacidad de darte energía de amor.

7. Cierra esta práctica dándote un abrazo a ti misma.

Al inicio de tus meditaciones con los alimentos, puedes decir lo siguiente: «Gracias, Universo, por ayudarme a disfrutar de mi comida», «Gracias, Universo, por ayudarme a estar presente con mi cuerpo a través de la comida», «Gracias, Universo, por ayudarme a identificar y a detenerme cuando ya no tengo hambre».

Antes de continuar, me parece importante aclarar que lo que te propongo en este libro no bus.ca cambiar tus patrones alimentarios, sino modificar tu opinión y la relación que tienes contigo misma, con el Universo, la vida, el espíritu, lo que te da seguridad y con tu capacidad de ser guiada, porque de esta manera podrás reconciliarte con la comida.

Una gran parte de los problemas que tenemos con la comida es que no estamos presentes al momento de alimentarnos. En el fondo, lo que buscamos es amor y paz, pero como evitamos sentir cuestiones que nos lastiman, nos obsesionamos con la comida y creemos que al controlarla podremos no afrontar aquello que nos aqueja profundamente. Sin embargo, alcanzar ese amor y esa paz que anhelamos implica una decisión y un compromiso con la atención plena. Y este compromiso viene con la ampliación y expansión de la conciencia, de tu conexión con tu espíritu y el Universo.

Cuando no estás en un lugar donde te sientes conectada con Dios, te sientes agitada, tu vida se siente fuera de control, sientes que necesitas hacer que las cosas sucedan, sientes que necesitas controlar o manipular situaciones y consumir alimentos o sustancias para calmarte y mantenerte tranquila. En cambio, cuando entregas el control plenamente, aprendes a confiar en que el Universo sabe cómo organizar todo. El Universo tiende a ir hacia la abundancia, la expansión, el crecimiento y el amor, pero lo que sucede es que nuestras creencias, percepciones y miedos bloquean este orden natural. Detente un momento y reflexiona:

> ¿Cómo sería tu relación con la comida si supieras
> que estás siendo cuidada y guiada todo el tiempo?

Cuando te sientes insegura ante la vida, tratas de controlar tu comida; pero cuando empiezas a confiar en los planes del Universo, esa necesidad de control comienza a disminuir y, por ende, tu relación con la comida empieza a cambiar.

Parte de confiar en la vida es saber que no estás sola, que estás acompañada por una fuerza divina y por seres que te aman y protegen en todo momento. Cuando te sientes acompañada, tu relación con la comida cambia, porque esa ansiedad por comer muchas veces viene de un vacío que sientes al pensar en la soledad.

MOMENTO DE REFLEXIÓN

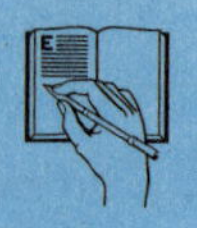

Te invito a que te des unos minutos para meditar antes de continuar y respondas las siguientes preguntas:

- ¿Cómo sería mi vida si sintiera que no estoy sola?
- ¿Cómo sería mi relación con la comida si realmente confiara en que no estoy sola?
- Si tuviera un guía a mi lado que me ayudara a tomar mis decisiones, ¿cómo cambiaría mi vida?

Confía

Todo el tiempo estás siendo guiada por la fuerza del Universo. Cuando no tienes esa conexión o no crees en ella, la cortas debido a la incredulidad que ha sido programada para aceptar esta verdad. Ahí es cuando te sientes temerosa. Cuando estás en ese lugar de miedo, resentimiento y ataque, no estás en el lugar para aceptar tu unión con el Universo. Esa desconexión te lleva a la culpa y a tener miedo a la soledad. Y luego tratas de controlar ese miedo con la comida, las relaciones, las compras compulsivas, el consumo de alcohol o con cualquier otro tipo de conducta adictiva.

Las situaciones que se tienen que dar no siempre son como piensas que iban a suceder. No siempre lo que planeas mil veces en tu cabeza es el orden natural de cómo se tienen que dar las cosas. Recuerda: estás constantemente en el camino de ese orden natural, pero tu comportamiento y relación con la comida se interponen en el camino de dicho orden. Entonces, los bloqueos que tienes en tu relación con la comida bloquean todas las demás áreas de tu vida.

Sin embargo, cuando te rindes, cuando dejas ir y dejas que Dios se haga cargo, comienzas a sentir esa presencia, ese apoyo y esa guía, y te das cuenta de que no necesitas controlarlo todo. Ahí es cuando comienzas a sentir que las cosas simplemente suceden a tu alrededor, pero no porque hiciste que sucedieran, sino porque te rendiste ante la vida. Y esto requiere tu esfuerzo, pero es un empeño alineado con tu espíritu, no con tu intelecto.

El orden natural de las cosas está disponible para todos, así como la libertad de la adición, la paz mental y la serenidad. Esa presencia de paz es un reflejo directo de lo que está sucediendo internamente para ti. Si tu vida es caótica, tu funcionamiento interno también lo es. En cambio, si tu vida está en paz, tu funcionamiento interno está en paz.

La alimentación consciente, así como los mantras y las oraciones, te ayudarán a establecer una conversación con el Universo. Esta dinámica se convierte en un hábito de unión con la vida si la tomas como una decisión consciente.

Cuando eliges invocar el amor, entonces solo tienes que confiar en que se te abrirá un nuevo camino, y puede ser diferente a lo que esperabas. Tienes que ser paciente, estar abierta y dispuesta a recibirlo, porque cuando elevas tu nivel de conciencia alrededor del propósito de tu alimentación, reconoces y aceptas que su propósito es nutrir ese cuerpo por medio del cual expresas la verdad, el amor, a través del cual traes más luz al mundo.

Es por esto por lo que las mejores dietas del mundo son las dietas espirituales. Cuando yo comencé a decir: «Quiero ser un vehículo a través del cual realmente pueda expresar luz y amor, a través del cual pueda transmitir paz y verdad», fue el día en que me di cuenta de que todo empezaba por amarme y cuidarme más.

Este enfoque se reafirma al convertirlo en un compromiso poderoso. Repítete todos los días: «Esto no se trata de verse bien, se trata de ser vibrante y tener vitalidad. Se trata del propósito, de la pasión y del compromiso con la vida». Esto es muy diferente a solo querer vernos mejor, lo cual no tiene nada de malo, pero sin el trasfondo espiritual, nos extraviamos en el camino.

Y es por esto por lo que el camino espiritual te lleva hacia una experiencia sagrada contigo, tu cuerpo, la comida y la vida; esto lo seguiremos fortaleciendo en el siguiente capítulo.

CAPÍTULO 13

CONÉCTATE CON TU ESENCIA DIVINA

Tras haber tocado fondo y luego conectar con mi espíritu, entendí y pude sentir que estamos vinculados con todo el Universo, todo lo que contiene, y que el cosmos está vivo, dinámico y es consciente.

Finalmente comprendí que cada pensamiento, emoción o acción expresados a través del cuerpo físico tienen un efecto en el Todo porque somos una extensión del Universo. Es decir, todos estamos cocreando este mundo y nuestra vida dentro de él mediante nuestros pensamientos, emociones y acciones.

No eres tu cuerpo

Todo lo que he escrito aquí solo tiene la intención de despertar las emociones apropiadas dentro de ti. Incluso después de compartir esto, mi propia comprensión seguirá creciendo y expandiéndose, porque aprendí que nunca dejamos de extendernos.

Siento que elegimos estar en esta tierra en un cuerpo físico para expresar amor, pasión y toda la gama de emociones humanas que no estarían disponibles para nosotros si estuviéramos en un estado de conciencia pura. Todo lo que aparentemente sucede de manera externa está ocurriendo para desencadenar algo dentro de nosotros, para expandirnos y llevarnos de vuelta a lo que realmente somos.

Muchas veces seguimos buscando respuestas afuera de nosotros mismos: en la religión, medicina, estudios científicos, libros y otras personas. Creemos que la verdad está en algún lugar externo. Sin embargo, al hacer esto, solo nos estamos perdiendo más y más, y nos alejamos de quienes realmente somos. El Universo entero está dentro de nosotros. Mis respuestas están dentro de mí, y las tuyas también.

La ilusión de desconexión se crea cuando nos identificamos demasiado con lo externo. Aparentemente, nuestros cuerpos físicos tienen la ilusión de estar separados, pero nuestros seres infinitos están todos conectados. En el estado de conciencia pura, todos somos Uno. Muchas personas han sentido esta unidad durante intensas experiencias espirituales o en la naturaleza.

No eres tu cuerpo, raza, religión u otras creencias. Tu yo real es infinito y mucho más poderoso: una entidad completamente perfecta que no está rota ni dañada de ninguna manera. Tu yo infinito ya contiene todos los recursos que necesitas para navegar esta vida, porque es Uno con la energía universal. De hecho, eres energía universal.

No hay una creación externa separada de ti, porque la palabra externa sugiere separación y dualidad. Y no se trata de rechazar la dualidad, porque vivir con esta conciencia nos permite continuar interactuando en el mundo físico con fuerza, amor y valentía.

Para explicar esto desde otra perspectiva, también puedes describir tu esencia como amor puro e incondicional, energía infinita o conciencia divina. En pocas palabras, es la Fuente de la vida y se encuentra en todos los seres vivos. De hecho, llena todo el Universo y es inseparable de él.

Esta esencia no tiene juicio y no discrimina. Fluye a través de nosotros, ya sea que seamos un gurú viviendo en el Himalaya o una hoja cayéndose de un árbol. Es útil pensar en esto, porque una vez que describimos la energía con una palabra diferente, como Fuente, Dios, Krishna, Buda, o la que mejor consideres, puede ser difícil para algunos de nosotros ver más allá del nombre.

Estos términos significan diferentes cosas para distintas personas, y también parecen imponer una forma sobre algo que es indescriptible e infinito. Asimismo, hay ciertas expectativas asociadas a estas etiquetas, y muchas de ellas nos mantienen encerrados en la dualidad para que veamos esta energía como algo lejos o separado de nosotros.

Pero la energía universal, como nuestro estado puro de conciencia, debe permanecer ilimitada y sin forma para que pueda volverse una con nosotros, para crear esa magia y esos milagros de los que es capaz.

Todos estamos conectados a esta energía universal; todos somos Uno con ella. Cada uno de nosotros tenemos esta magnífica y mágica fuerza vital que recorre cada una de nuestras células. No es una entidad externa, sino un estado del Ser, un fenómeno interno. Está adentro, afuera y alrededor. No importa a qué raza, religión, cultura o sistema de creencias pertenezcas. Todos somos seres magníficos y poderosos, y todos somos esta divinidad y tenemos acceso a esta energía infinita. Lo único que puede impedirte ser consciente de esta energía es tu mente, es decir, tus pensamientos, en particular, tus creencias autolimitantes sobre ti misma.

Tu misión de vida es ser tú misma

Al principio puede ser complicado distinguir entre tu mente y tu alma. La diferencia es que la mente se trata más de *hacer*, y el alma se trata más de *ser*. El yo infinito es tu esencia, es lo que realmente eres. El intelecto es solo una herramienta para navegar por esta vida.

El yo infinito es donde tienes tus instintos e intuición. Quiero que recuerdes si alguna vez has tenido alguna corazonada de que algo va a pasar y pasa, o de que algo no está bien y te das cuenta de que no lo está. O simplemente conoces a alguien y sientes algo en el estómago. Esta es tu intuición.

A veces, tu vida complicada te lleva a olvidar que estás conectada con la energía universal y que tienes estas habilidades naturales. Dejas de escucharte a ti misma y comienzas a ceder tu poder a fuerzas externas a través de otras personas.

Cuando solo vives desde la mente, pierdes el contacto con tu Ser infinito y te comienzas a sentir perdida. Esto sucede cuando estás en modo «hacer todo, todo el tiempo», en lugar de Ser. Este último significa vivir desde el alma y esto significa dejarte ser quien eres y lo que eres sin juzgarte.

Ser no significa que no hagas nada. Es solo que tus acciones surgen de seguir a tus emociones y sentimientos mientras permaneces presente en el momento. *Hacer*, por otro lado, está enfocado en el futuro, con la mente creando una serie de tareas que te llevan a querer lograr un resultado en particular, independientemente de tu estado emocional actual.

Para determinar si tus acciones provienen del «hacer» o del «ser», solo necesitas mirar la emoción detrás de lo que estás decidiendo todos los días. ¿Es miedo o es amor? Si todo lo que haces cada día está impulsado por la pasión y el entusiasmo por vivir, entonces estás *siendo*; pero si tus acciones son el resultado del miedo, entonces estás en modo *haciendo*.

Cuando te juzgas, piensas que hay algo mal contigo, y comienzas a querer cambiarte y, por lo tanto, empiezas a buscar respuestas fuera de ti, crees que los demás te pueden arreglar. Y es posible que te sientas mejor por un tiempo, pero generalmente eso es de corta duración y eventualmente terminas sintiéndote peor.

Sin embargo, cuando realmente comienzas a sintonizarte con lo que la vida pretende que seas, y te sintonizas con las emociones que te motivan, te conectas con el alma de tu magnificencia. Cuando permites esta conexión, sientes claridad, recuperas tu poder y tu vida comienza a fluir.

Cuando crees en ti y te das cuenta de quién eres, te vuelves consciente de tu propia magnificencia y verdad interior, en lugar de creer que los demás tienen un poder que tú no. De hecho, cuando te des cuenta de tu magia y vivas en tu verdadera naturaleza de amor, atraerás sincrónicamente al maestro, libro o filosofía espiritual correcta para ti en el momento indicado.

Cuando no eres consciente de tu propia esencia, te sientes perdida. La falta de conciencia de tu perfección hace que te sientas pequeña e insignificante, y esto va en contra del flujo natural de la energía de la vida, que es lo que realmente eres. Vas contra ti misma. A mi modo de ver, si nos enseñaran a expresar quiénes somos realmente, todos seríamos seres muy amorosos, cada uno aportando nuestra singularidad al mundo.

Los problemas y las luchas surgen como resultado de no saber quiénes somos y de no poder mostrar nuestra belleza interior. Hemos creado tantos juicios sobre lo que es «perfecto» que abundan las dudas y la competitividad. Como sentimos que no somos lo suficientemente buenas, actuamos en contra de nosotras mismas.

Sin embargo, si cada una de nosotras fuéramos conscientes de nuestra magnificencia y nos sintiéramos bien con nosotras mismas, me parece que lo único que tendríamos que compartir sería nuestra naturaleza única, expresada externamente de una manera amorosa que refleje nuestro cuidado propio.

Tu misión es ser tú misma, una expresión del amor que eres, y ver la perfección que existe en ti, en los demás y en el mundo que te rodea mientras vives en el plano físico. Eso es todo lo que cualquiera de nosotros necesita ser.

Al ser tú misma, permites que otros interactúen contigo en el nivel de su esencia. Definitivamente esta conciencia sigue siendo algo que me tengo que recordar todos los días, pero lo único que tengo que hacer es ser el amor que soy, ser quien soy, y el Universo conecta conmigo como resultado de eso. Para concluir el capítulo, te dejo un ejercicio de meditación para que pongas en práctica esta conexión.

MEDITACIÓN PARA RECONECTAR CON TU ESENCIA DIVINA

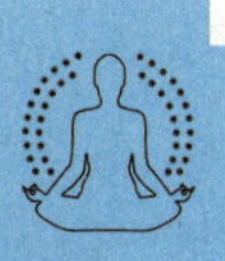

1. Cierra los ojos y respira profundo. Inhala y exhala. Relájate y siente cómo se desvanece la tensión de tus músculos. Siente la tensión de tu mandíbula, tu frente y tu cuello derritiéndose. Siente cómo se derrite la tensión de tus hombros.

2. Ahora, me gustaría que te vieras avanzando en el tiempo. Mírate avanzando cinco años, siete años, nueve años. Tu vida está avanzando y no sientes ninguna emoción por ella. Te sientes distante y la estás viendo como si fuera una película.

3. Ahora, mírate a ti misma al final de tu vida. Eres consciente de que este es tu último día y no tienes miedo porque has vivido una vida hermosa y plena. Estás deseando viajar a otra dimensión porque has escuchado que es un espacio hermoso.

4. Ya has alcanzado la sabiduría para saber que la muerte no es definitiva, por lo que no tienes miedo de lo que te espera.

5. Ahora, estás a punto de dar tu última respiración. Al inhalar profundamente, te das cuenta de que con tu exhalación entrarás en un hermoso abismo de lo desconocido.

6. Con esa exhalación, imagínate a ti misma saliendo por una puerta hacia algo hermoso y magnífico que te está esperando. Mírate a ti misma cruzando esa puerta e inmediatamente observa la impresionante belleza que se encuentra frente a ti. Te das la vuelta y miras a través de la puerta al mundo físico que estás dejando detrás, e instintivamente sabes que tus seres queridos están a salvo y estarán contigo en poco tiempo, porque tu conciencia sabe que puedes verlos, y tú sabes que puedes seguir vigilándolos desde esa otra dimensión.

7. A medida que te alejas de lo físico, nota lo ligera y expandida que te sientes. Siente cómo te expandes. Siente cómo se expande tu energía mientras flotas hacia arriba, mirando

la escena que está debajo de ti, que es de una belleza deslumbrante. Hay colores que nunca has visto y hay escenas que nunca habías conocido. Los colores se ven más brillantes de lo que alguna vez los recuerdas en lo físico. Date cuenta de que te sientes libre y ligera, y no sientes miedo alguno.

8. Te sientes como si hubieras despertado de un sueño, de un sueño pesado, el sueño de la vida. Has despertado del sueño de la vida. Date cuenta de que todos los miedos, ansiedades, estrés y las presiones de la vida se han ido. Cualquier dolor físico e incomodidad de tu vida acaban de desaparecer. Cualquier resentimiento que hayas tenido por la gente se siente tan lejano ahora. Ni siquiera entiendes por qué sostenías eso. Todos los dramas y traumas de la vida se están desvaneciendo.

9. Ahora me gustaría que comenzaras a experimentar un sentimiento de puro amor y éxtasis que te rodea, como si estuvieras envuelta en un abrazo, solo un abrazo de amor. Puedes darle color a tu entorno. Permítete tomar cualquier color y escena que desees. ¿Ves planetas? ¿Nebulosas? ¿Qué colores ves? ¿Ves escenas como prados y arroyos o montañas y océanos que representan tu vida terrenal?

10. Cuando te miras a ti misma, a tu propia energía, te das cuenta de que eres pura energía, pura conciencia. Mírate a ti misma como energía pura y dale un color. Hazlo tan brillante como quieras. Eres capaz de ajustar el brillo de tu propia energía. Te sientes expandida, poderosa y magnífica.

11. No te habías dado cuenta de lo poderosa que eres. Esta es la primera vez que empiezas a ser consciente de tu poder. Esta es tu alma. Es el alma que pidió nacer en este mundo.

Esta alma vino a este mundo con la intención de expresar su luz y traer su alegría y dones.

12. ¿Cómo la has abandonado durante tu vida? Quiero que sientas amor puro por esta alma. Solo siente amor por ella ahora mismo y por todo lo que ha soportado. Ahora, me gustaría que te vieras envolviéndote en un cálido abrazo. Tu alma, la luz, se envuelve en su propio abrazo y dice «gracias». «Gracias por sobrevivir a ese viaje de la vida. Hubo muchos caminos difíciles y sobreviví. Adquirí experiencia. Gracias. Gracias por estar a mi lado y no abandonarme. Gracias por estar aquí hasta el final».

13. Tu alma sigue ahí y sigue intacta. Siente gratitud por tu alma, por estar ahí durante todo tu viaje. Ahora, a medida que te adentras más en este reino, ves la esencia de un ser que te es familiar. Tu luz simplemente se enciende con alegría pura y éxtasis porque extrañaste tanto ese ser. Ese ser está ahí para saludarte.

14. Ya sea un maestro ascendido, un arcángel o un ser querido fallecido, permítele tomar la forma que desee. Ese es el ser que ha elegido venir a saludarte. Siente su abrazo mientras las dos energías se entrelazan. No hay barreras porque no hay cuerpo físico, no hay condicionamiento. Siente su abrazo y su amor incondicional.

15. Siente la alegría de estar con este ser. Permite que te diga los mensajes que tiene para ti. Permite que te diga lo que necesita decirte y escucha. Este ser quiere que sepas que te ama incondicionalmente, que siempre ha estado contigo y

te ha guiado, y quiere que sepas que, aunque no siempre lo escuchas, nunca te abandona.

16. Ahora, te dice: «Tu vida no debe ser tan dura y desafiante que rompa tu espíritu. La razón por la que te resulta difícil es porque nunca te enseñaron que eres un ser energético, un espíritu, un alma. Eso es lo que eres. Este es el secreto. Estás hecha de energía, y la realidad física que atraes a tu alrededor es un reflejo de tu estado energético. Te han condicionado para creer que tu cuerpo físico es real, pero en realidad tu cuerpo energético es lo real, y lo físico es un reflejo de tu estado de energía».

17. El mensaje de tu ser amado continúa y te dice: «A medida que avances en el mundo de ahora en adelante, nos gustaría que tomes conciencia de tu cuerpo, de tu luz y energía. Te vamos a ayudar porque este cuerpo de energía es tu energía de fuerza vital, es tu energía de amor, porque cuando esa energía es fuerte y se expande, te llenas de un sentimiento de amor por ti misma y amor por todos los que te rodean».

18. Ve tu energía volviéndose realmente enorme en este momento. Es una luz hermosa y poderosa. Ahora, permite que dicha luz se expanda tan grande como desees y que observes lo brillante que es esta energía.

19. Este ser está diciéndote que necesitas salir al mundo físico de nuevo. Necesitas volver a tu cuerpo porque quiere que intentes vivir desde tu luz y amor propio; que trates de vivir de adentro hacia afuera de ahora en adelante, y que veas tu energía como algo real.

20. Cuando salgas a este mundo físico, tu único trabajo es mantener esa luz brillante, nada más. Así es como cambias tu vida y cambias el mundo. Sé esa luz para que los otros la puedan ver. Viniste aquí para hacer brillar tu luz, pero dejaste que los miedos la atenuaran. De ahora en adelante, tu trabajo es recordarte quién realmente eres.

21. Ahora, siente lentamente tu cuerpo físico de regreso al lugar en el que estás. Siente el peso de tu cuerpo donde estás sentada y comienza a sentir la fuerza vital fluyendo a través de tus brazos, piernas, dedos... Cuando estés lista, abre los ojos.

Date un tiempo para integrar esta meditación y, cuando te sientas lista, antes de continuar con el último capítulo, repasa todo lo que ya hemos visto en el libro, pues te enseñaré cómo convertir tu experiencia con la comida en una experiencia sagrada.

CAPÍTULO 14

CONVIERTE TU COMIDA EN UNA EXPERIENCIA SAGRADA

Cuando me di cuenta de que el Universo estaba en mí, fui consciente de que alimentarme era un acto de amor hacia la vida. Comer se convierte en una experiencia sagrada cuando es el reflejo del amor que sientes por ti misma. **La comida es el vehículo a través del cual te puedes demostrar amor, cuidado, compasión y unión con la vida.**

Cada vez que dejas ir la culpa y el remordimiento, y, en su lugar, te perdonas a ti misma, creas un acto sagrado de amor, y cada acto de amor te une al Universo. Comer alimentos es un acto sagrado; recuérdalo, repítetelo las veces que consideres necesario. Cuando te alimentas, te estás conectando con la tierra.

No es el qué, es el cómo

¿Qué pasaría si dejaras de obsesionarte con lo que comes y comenzaras a centrarte en *cómo* comes? Cuando te concentras en cómo comes, te sitúas en el momento presente y te logras conectar y vincular con tu cuerpo de una manera más profunda. Acuérdate de que tu cuerpo es tu vehículo sagrado y, por lo tanto, al conectarte con él, te conectas con la vida.

Cuando la gente me pregunta cuál es la dieta «perfecta», mi respuesta es: **«La dieta perfecta es la que te permite conectar con la vida, con tu alma, y la que te hace sentir más FELIZ, sana, energética, vital y emocionalmente libre».** Esto implica conocer tu cuerpo, tener flexibilidad en tu alimentación, tener una mente abierta, dejar de juzgar los alimentos como buenos o malos, y amarte lo suficiente para comer alimentos que te hagan sentir bien. Quisiera agregar que la dieta perfecta es aquella que te ayuda a sentirte más conectada con el Universo.

Cada cuerpo es diferente y responde de manera distinta a diversos protocolos. Hay personas que se sienten muy bien con una dieta baja en carbohidratos; otras, con una dieta alta en carbohidratos, baja en grasa, alta en productos de origen vegetal, etc. Esto quiere decir que la dieta «perfecta» es ÚNICA para ti y para las necesidades de tu cuerpo.

Convertir tu comida en sagrada implica que te llene de paz, libertad y expansión, pero para lograr esto, te tienes que sentir emocionalmente libre con tu elección de alimentos y permitirte comer lo que te gusta para que así te mantengas sana en todos los aspectos. Esto quiere decir que cualquier dieta y estilo de alimentación en el que te sientas ansiosa, restringida, limitada y con sacrificios no será beneficioso para ti y te privará de sentir el vínculo sagrado del que estoy hablando.

Cuando llegue el momento en el que quieras comer algo que se te antoja y sepas que no es de la mejor calidad nutritiva, te pido que te des el permiso de comerlo y que disfrutes de ti misma en el proceso. Tu actitud a la hora de comerlo y recibirlo es lo que lo convierte en un acto sagrado. Pero, por favor, te pido que evites llegar al punto en el que comas algo y te digas: «Es la última vez que lo comeré en mi vida», porque justamente esta actitud es la que te pone en un estado de hacer dietas perpetuas y te desconecta de la magia de estar presente durante tus comidas.

Simplemente presta atención al sabor del alimento que estás decidiendo comer, saborea cada bocado, e identifica cuando llegues al punto en el que ya no te sepa tan rico como al principio: es aquí cuando puedes decidir o no dejar de comer. Esta actitud genera libertad y balance.

Conviértete en tu prioridad

Un buen lugar para empezar a comer como un acto sagrado de amor propio es notar cómo te relacionas con las necesidades físicas de tu cuerpo en general. Cada vez que niegas tus necesidades físicas, le envías el mensaje a tu cuerpo de que no es importante. Haces esto todos los días con la comida cuando tienes hambre y te saltas el desayuno porque no tienes tiempo, cuando te obligas a comer porque no tienes hambre, cuando te apresuras a almorzar para poder terminar tu trabajo, o cuando te saltas la cena porque estás a dieta.

Debes convertirte en tu prioridad, aunque de inicio solo sea porque te motiva comer mejor o perder peso. Comienza reconociendo que tú eres tu prioridad. No estoy diciendo que ignores a tus hijos, descuides tus amistades o pases por alto las necesidades de los demás. Estoy diciendo que te conviertas en una de tus mejores amigas y que te trates de la misma manera que tratas a una persona que adoras.

Por otro lado, convertir tu comida en un acto sagrado también comienza cuando empiezas a prestar atención a cómo se siente la comida en tu cuerpo mientras comes. Observa cómo te sientes después de comer mientras tu cuerpo pasa por el proceso de digestión, y pon en práctica algunas de las siguientes pautas con las que te identifiques y te hagan sentir expandida:

- **Actúa con amor hacia ti misma.** Si no sabes cómo aplicar esto, puedes intentar este ejercicio simple pero profundo de la brillante escritora estadounidense Louise Hay. En la parte superior de una hoja de papel, escribe: «Me amo a mí misma, por lo tanto...». Luego haz una lista de todas las cosas que harías por amor a ti misma. Por ejemplo: «Me amo a mí misma, por lo tanto, alimento mi cuerpo con alimentos que lo nutren» o «Me amo a mí misma, por lo tanto, me niego a quedarme con hambre».

- **Come cuando tengas hambre.** Las señales de hambre significan que el cuerpo necesita recargarse, y cuando las ignoras porque estás ocupada, estresada o haciendo dietas, te estás negando tu propio amor y cuidado. La comida proporciona nutrientes que te ayudan a vivir, por lo que negarte comida es, literalmente, negarte vida, amor, existencia. Ahora, aquí hay una buena distinción que me gustaría recalcar, ya que algunas personas suelen preguntar: «Entonces, ¿debo comer cada vez que tengo hambre, incluso si es todo el día, sin parar?». A lo que yo respondo: «**¿De qué tienes hambre?** ¿Es realmente comida lo que quieres, lo que necesitas?». Esto es algo que ya platicamos en los primeros capítulos, muchas veces, el «hambre» significa más bien que el cuerpo te está pidiendo descanso, un abrazo o algún tipo de atención que no tiene relación directa con la comida. Por ello, presta mucha atención a qué es lo que realmente necesitas, pero velo desde el amor, desde el cariño que merece tu persona.
- **Trata tu cuerpo con respeto.** Trata tu cuerpo como lo harías con una niña amada. Aliméntalo suavemente, atentamente, con cuidado. Háblale todos los días, comienza a entablar una conversación con él, hazle sentir que estás presente desde la admiración por todo lo que hace por ti todos los días. Aprende a ser gentil y curiosa con él, y verás que tu cuerpo te comenzará a transmitir todo este amor, respeto y cuidado de regreso.
- **Come en un ambiente relajado.** Convertir tu comida en un acto sagrado es tan fácil como elegir comer en un ambiente tranquilo, pacífico y agradable a la vista. Puedes usar unos platos lindos y accesorios como servilletas de tela, flores frescas, velas. Trátate a ti misma como si fueras una invitada. ¿Por qué es esto importante para el propósito de tu alma? Porque, cuando comes con prisa o estrés, también estás impactando a tu sistema nervioso y digestivo, lo que hace que tu comida se digiera de manera irregular. Puedes sentir pesadez, náuseas,

indigestión o gases. Si estás tratando de vivir el propósito de tu alma, sentirte mal no te ayudará en lo absoluto. Piénsalo, ¿cuánto tiempo pasas sin sentirte bien después de comer? Cuando comes en un ambiente tranquilo, permites que tu cuerpo se relaje y se sienta realmente nutrido. Este es un ritual de cuidado personal que puedes hacer dos o tres veces al día. Vale la pena el esfuerzo de planificar una comida en un ambiente tranquilo y relajarte mientras comes. Si estás comiendo con otras personas, mantén conversaciones ligeras y agradables. Obviamente, habrá ocasiones en las que no sea posible comer de esta manera, por lo que te invito a probarlo por lo menos un par de veces a la semana y que tomes nota de cómo tu cuerpo se siente diferente. Tómate un momento para disfrutar del sabor de los alimentos, cierra los ojos y observa cómo tu cuerpo acepta el amor y el alimento que le estás dando. ¡Mereces sentirte así todos los días! Te aseguro que vale la pena hacerlo, te darás cuenta en los resultados.

- **Come comida preparada con amor.** Cuando preparas la comida con amor, este se transfiere a la comida. Los alimentos que se preparan con amor se digieren y absorben con más facilidad. Si tienes la suerte de que un ser querido te cocine, ¡definitivamente has sentido esto! ¡Hacen que tus cosas favoritas sepan deliciosas y tu estómago se sienta feliz! Tiene sentido que suceda lo contrario cuando un entorno de preparación de alimentos es tóxico; las toxinas se transfieren a los alimentos. Podrías estar usando los mejores ingredientes y los más saludables y aun así causar un efecto tóxico si estás molesta mientras los preparas. Para esto, es útil decir mantras o meditar antes o durante la preparación de tus alimentos para crear un momento sagrado. Escuchar música o sonidos pacíficos o relajantes también te ayudan a mantenerte en el *flow*. Esto es básicamente un juego previo para tu sistema digestivo. Para hacer de la preparación de alimentos un ritual sagrado, puedes incluir plantas herbales con las que te sientas conectada, junto con algunos otros alimentos que te conecten a la naturaleza. Por ejemplo, cuando tomo un jugo verde me siento unida a todas estas plantitas que están entrando a mi cuerpo. Esta práctica creará un espacio sagrado de conexión entre tu entorno y tu cuerpo. ¡Que empiece la alquimia!

- **Ten un momento de magia antes de las comidas.** Esto lo puedes hacer a través de una oración, una breve afirmación o un momento de silencio en el que expreses internamente gratitud por tu comida, lo que sea que resuene contigo y te haga sentir conectada con tu corazón. Cuando hagas esto con conciencia, entrarás en el espacio sagrado para recibir tu comida, absorberla y digerirla con mayor facilidad. ¡Agradece tu comida y tu comida te lo agradecerá!
- **Minimiza las distracciones.** Si estás comiendo sola, intenta apagar la computadora o apartar el celular. Al estar presente con tu comida, permites una mejor absorción y digestión. Debo confesarte que esta práctica es la que más me cuesta trabajo, porque por lo general yo como cuando estoy enfrente de la computadora o distraída con mi teléfono, pero lo que descubrí es que crear un espacio de silencio genera un espacio sagrado de comunión con tu comida. Cuando comas, come. No leas, no mires televisión, no trabajes, no manejes ni participes en conversaciones estresantes. Solo come. Debes estar presente en lo que estás haciendo y ser consciente de la comida y las sensaciones de tu cuerpo. Mira tu comida, huélela, nota cómo se siente en tu boca, realmente pruébala. Y lo más importante: presta atención a cómo se siente en tu cuerpo. ¿Te funciona? Tu cuerpo te dará retroalimentación solo si disminuyes la velocidad y te quedas lo suficientemente en silencio para escuchar. Lo que me lleva al siguiente punto.
- **La mentalidad lo es todo.** Como ya lo expliqué, muchas veces no somos conscientes del poder de nuestros pensamien-

tos y palabras, por lo mismo, no podemos entender que el peso corporal en su gran mayoría se debe a lo que estamos pensando y no a la comida en sí. Tus pensamientos son los que dirigen la energía de la comida, la cual siempre va a seguir la dirección que tú le des. Cuando las personas dicen: «Este helado se va a ir directamente a mis caderas», están creando estos resultados, pero le echan la culpa al helado. Y esto no solo pasa con la comida, sino que con frecuencia nos encontramos diciendo cosas negativas y dañinas acerca de nuestro cuerpo o nuestra forma de ser. No nos damos cuenta de que cada vez que dirigimos este tipo de energía hacia nosotras mismas, cada una de nuestras células lo percibe y se crea una disonancia interna. Esta hipercrítica solamente se queda impregnada en nuestra forma física. Y así, poco a poco, empezamos a hacerle daño a nuestro cuerpo, sin darnos cuenta de que nuestros sentimientos, palabras y creencias son mucho más poderosas de lo que imaginamos, y los efectos que crean son vastos. Es hora de que seas mucho más cuidadosa sobre lo que piensas y lo que te dices a ti misma para que de manera consciente crees una conexión sagrada entre tu cuerpo, la comida y tu mente.

- **Mastica bien cada bocado.** Cuanto más lento mastiques, estarás más presente y será más fácil tu digestión y la absorción de nutrientes. Si eres de las personas que comen con prisa, presta atención a masticar bien tu comida. Recuerda que estas prácticas no son reglas, sino algunas sugerencias para ayudarte a establecer una relación más sagrada con tus alimentos.

- **Siéntete bien con tu comida.** Lo que elijas para comer, ¡disfrútalo al máximo! Incluso cuando estés comiendo algo que te da miedo o que percibas como «chatarra», sea lo que sea, ¡asegúrate de divertirte! No es bueno juzgarte a ti misma por comer una rebanada de un delicioso pastel. Cuando comes con confianza, envías un mensaje a tu sistema digestivo que te permite aumentar tu potencia digestiva y hormonas tiroideas.

Pero cuando comes con miedo a subir de peso o algún otro temor, envías un mensaje de que el alimento no es bueno para ti, y tu cuerpo responde no digiriendo la comida adecuadamente y convirtiéndola en toxinas. Así que, por favor, come con confianza y disfruta.

Al final del día, quien elige cómo quiere comer eres tú, y cada pasito que vayas dando es perfecto. No te presiones ni trates de lograr un perfeccionismo inalcanzable, y tampoco veas estas sugerencias como reglas a seguir, ya que esto le quita lo sagrado al proceso. La comunión que logres tener con tu comida es un acto de amor propio y, desde el amor, todo se transforma en algo hermoso.

CONCLUSIONES

Escribo estas conclusiones sentada frente a la playa, yo solita, mientras aprendo a conocerme más y más. Antes de mi divorcio, nunca viajaba sola, creo que se me había olvidado esta sensación de ver por mí y de tener confianza en que la vida también lo hace.

En retrospectiva, mi divorcio me trajo los momentos de tristeza más profundos de mi vida, pero a su vez me trajo uno de los regalos más grandes, que fue el encuentro conmigo misma y con el Universo. Mi despertar espiritual empezó hace años, pero a raíz del sufrimiento pude pasarlo de mi mente a mi cuerpo, es decir, lo empecé a vivir y sentir desde un espacio mucho más terrenal, firme e inamovible.

Durante unos meses, pude sentir esa presencia divina a mi lado, guiándome, dándome paz, tranquilidad y certeza. Esta presencia fue tan tangible que nunca dudé de su existencia porque me envolvía y me respiraba en todo momento. A raíz de las experiencias que he vivido, me doy cuenta de que realmente no existe ninguna diferencia entre el cuerpo y el espíritu, nuestro cuerpo es espíritu en esencia, y esto es algo maravilloso, ya que no tenemos que hacer ni lograr nada porque ya lo somos todo.

Cada palabra de este libro nació de mi corazón para transmitirte que existe luz al final del túnel, y esta luz está en ti. Mientras más confíes en esto, te darás cuenta de que **el amor que buscas a través de la comida, una pareja o cualquier cosa externa solo se puede obtener al abrir tu propio corazón para entregarte y amarte a ti misma.**

Estos últimos años de mi vida han estado llenos de expansión y crecimiento en todos los sentidos, y muy en el fondo sé que, si me hubiera quedado en mi matrimonio, nunca hubiera podido dar estos saltos. Realmente todo tiene una razón de ser, por más difícil que sea. Es a través de nuestros momentos más bajos o complicados que sirve rendirnos ante la maravilla de la vida y confiar en que existe una fuerza que lo sabe acomodar todo.

Hasta la fecha, sigo aprendiendo de cada experiencia y persona que se pone enfrente de mí, y cada vez me doy cuenta de cosas más profundas que me permiten ver la vida desde otras perspectivas, así como disfrutar más.

Como pudiste notar, este libro va mucho más allá de decirte qué comer o cómo bajar de peso, porque esto es el efecto secundario de reconciliarte con tu alma y abrirte a recibir la energía de la vida que se expresa a través de ti. Cuando tu punto de enfoque lo concentras en tu cuerpo y peso, te cierras la oportunidad de descubrir el verdadero significado de la nutrición. La nutrición real no se basa en lo que comes, sino en encontrar el sustento que buscas a través de la comida en ti, en lo profundo de tu ser, en esa esencia que va más allá de lo físico y lo material. Porque esta fuente de nutrición es la que nutre tu cuerpo, mente y alma.

A todos se nos olvida que lo que estamos buscando no está afuera, sino dentro de nosotros. No es cuestión de llegar a nada, sino más bien de recordar lo que ya existe en el interior. Y evocar eso lo tenemos que seguir haciendo consciente todos los días, cada vez que nos criticamos, comparamos y desvalorizamos. Al haberme dado la oportunidad de estar sola estos años, pude reforzar mi valor, independientemente de otra persona, porque después de muchos años de convivencia es difícil sentir esta individualidad.

Cada día confirmo que esta vida solo la podemos vivir nosotros en carne y hueso. Nadie más la puede vivir por nosotros, y no podemos estar tratando de hacer las cosas para y por los demás si eso implica olvidarnos de nosotros mismos. Y sí, la vida es un misterio, y el Universo no se puede entender a través de nuestra cabeza y nuestra mente. Cuando tratamos de categorizar, nombrar y racionalizar, nos alejamos de la verdad que solo se puede vivir a través del ser.

Ahora comprendo que soy una conciencia infinita, y que lo físico es tan solo un reflejo de lo que está pasando dentro de mi alma. El amor propio incondicional aumenta nuestra energía tremendamente, y el Universo actúa de la misma manera. En otras palabras, el mundo externo refleja lo que sientes acerca de ti misma. Y al dejar de lado ese autojuicio negativo, permites que tu mundo se transforme. A medida que lo intentes, sentirás una gran confianza que te ayudará a no intentar controlar los resultados.

Al final, todo lo que vivimos nos regresa a nosotras mismas. Creo que esta es la idea más poderosa para cada una de nosotras: darnos cuenta de que estamos aquí para descubrir, abrazar y honrar nuestro propio camino individual.

No importa si decides renunciar al mundo material y meditar en la cima de una montaña durante veinte años, o crear tu propio negocio con miles de empleados, o dedicarte a ser mamá. Puedes ir a una iglesia, sentarte en la playa a contemplar un atardecer o caminar por una ciudad ruidosa. En última instancia, cualquier camino que elijas es el correcto para ti, y ninguna de estas opciones es más o menos espiritual que las demás. Simplemente, siguiendo tu guía interna, encuentras lo que es correcto para ti, y sabrás que estás en el camino correcto cuando te sientas en el centro de tu amor sin juzgarte a ti misma ni a los demás, reconociendo tu verdadera magnificencia dentro del Universo.

Todos tenemos nuestra manera de reconocer ese espacio infinito. Para algunos puede ser la oración; para otros, la música, el arte; estar en la naturaleza o incluso buscar el conocimiento y la tecnología, lo que sea que despierte tu pasión, creatividad y propósito de vida. Permítete ser tú misma. Sin importar quién seas, acepta cualquier cosa que te haga sentir viva.

Vivir en mayor armonía con quienes realmente somos no implica ser siempre positivos. A raíz de lo que viví estos últimos tres años, pude aprender que **vivir en armonía con nosotros significa abrazarnos en todas nuestras facetas sin juzgarlas, sin tenerles**

miedo o huir de ellas. Tan hermoso y valioso es sentirnos felices como sentirnos tristes, ya que ambos estados traen consigo aprendizajes.

Es cierto que toda la vida está conectada, y que mantenernos positivas tiene un impacto mayor. No obstante, si cuando aparecen pensamientos negativos tratas de reprimirlos o forzarlos, también estás reprimiendo una parte de ti. Cuando te permites ver tus facetas con aceptación y sin juicios, estás poniendo en práctica tu amor incondicional. Cuando permites que todo fluya a través de ti, descubres que todos los pensamientos y las emociones pasan. Como resultado, el camino correcto para ti se desarrolla de una manera totalmente natural, permitiéndote ser quien eres realmente.

Los sentimientos que tienes acerca de ti son el barómetro más importante para determinar la condición de tu vida. En otras palabras, ser fiel a ti misma es más importante que tratar de mantener una actitud positiva. Es mucho mejor dejarte experimentar tus emociones reales que reprimirlas.

Una vez más, se trata de permitir lo que realmente estás sintiendo, en lugar de luchar contra ello. El mismo acto de permitir sin juzgar es un acto de amor propio.

Vivir en armonía contigo misma también significa procurar hacer cosas que te hacen feliz, que saquen lo mejor de ti y, sobre todo, es amarte incondicionalmente. Cuando fluyes de esta manera, abrazando todo lo que sientes, estás en contacto con tu luz. Y cuando puedes ver esa luz en ti, la vida comienza a ponerse emocionante y llena de sincronicidades sucediendo a tu alrededor.

Por último, me gustaría reafirmar que la vida nos está cuidando en todo momento, ¿recuerdas la anécdota que te compartí al inicio del libro cuando le pedí a mi abuelita varias señales? Te aseguro que la vida te va a ir dando las respuestas que necesitas, y cuando no puedas «cargar» o sobrellevar una situación con tus propias fuerzas, pídele ayuda al Universo y verás cómo te la brinda. No estamos solas, estamos siendo guiadas en todo momento y la vida nos ama siempre. Por ello, reconciliarte con la comida es la consecuencia directa y más natural del mundo cuando empiezas a trabajar en ti misma; cuando te das la oportunidad de ver lo maravillosa que eres, de ser quien quieres ser, y de aceptar con agradecimiento los regalos que la vida tiene para ti.

ANEXO 1

PREGUNTAS Y RESPUESTAS

En este primer anexo quiero compartirte algunas de las preguntas más comunes que me han hecho en la práctica, así como sus respuestas, a fin de que cuentes con información que complemente todo lo que hemos visto en el libro. Asimismo, quiero aclararte que mi acompañamiento no sustituye la ayuda psicológica de ninguna manera. Si fuera el caso, te invito a que busques el apoyo correspondiente. Espero que este anexo te sea de gran ayuda.

1. **Cuando abuso o me privo de comer, ¿siempre hay una emoción de resentimiento detrás de esa mala relación con la comida?**

   Todo lo que mencioné en este libro se tiene que poner en el contexto particular de cada persona. Para algunas, la emoción detrás es el resentimiento; para otras, podría ser el miedo, el enojo, la tristeza o la soledad, por mencionar algunas. Todo se basa en tu propia historia, tus creencias, la forma en la que percibes el mundo, la familia y el entorno en el que creciste, entre otros factores. Muchos de estos temas pueden ser un punto de reconocimiento para algunas lectoras, pero en algunos casos es posible que no les resuene en absoluto. Eso es completamente normal. Lo importante es que te abras a explorarte, a reconciliarte contigo misma y a conectar con el amor del Universo que vive en ti.

2. **Crecí en una familia disfuncional y muy caótica; la única cosa consistente que tuve en mi vida fue la comida. ¿Podría haber un resentimiento escondido que no puedo ver ni sentir?**

En este caso, la comida podría significar seguridad, ya que la usaste para sentirte a salvo, amada y acompañada. Desde esta perspectiva, la comida sustituyó esa seguridad que solo la puedes encontrar en tu conexión con el Universo. En lugar de buscar esa seguridad en una conexión espiritual, la estás buscando en algo que está fuera de ti, o sea, en la alimentación.

3. **Entiendo el concepto de que perdonar a alguien te libera, pero ¿qué pasa si estás deseando el perdón de alguien más?**

¿Qué pasa si anhelas el perdón de otra persona? La realidad es que no podemos controlar a los demás. Lo único que podemos hacer es elegir cómo queremos percibir las situaciones, y siempre está la elección de ir por el camino del amor. El objetivo es que estés en paz. Si quieres que te perdonen, es probable que quieras perdonarte a ti misma.

4. **¿Qué significa tener la responsabilidad de ser nuestra mejor versión? ¿Podrías explicar lo que esto significa?**

Con esto me refiero a que tenemos la responsabilidad de ser auténticas con nuestra verdad. Y nuestra verdad es que somos seres de amor, excepcionalmente hermosas y llenas de luz. Muchas veces le tenemos más miedo a nuestra luz que a nuestra oscuridad, por lo que autosaboteamos nuestra grandeza y una de las formas en que lo hacemos es a través de la comida. Realmente podemos cortar esa conexión con nuestra grandeza a través de cualquier tipo de adicción, cualquier tipo de comportamiento negativo o comportamiento proveniente del ego. Cuando cortamos esa conexión y tememos a nuestra grandeza, a veces hay miedo al fracaso o mucha crítica hacia nosotras mismas, miedo al juicio, e incluso miedo a enseñarle al mundo nuestra grandeza. Muy en el fondo existe el temor de atrevernos a brillar y, al mismo tiempo, el miedo a fracasar, por lo que nos empezamos a crear historias que nos bloquean y nos sabotean. Es en ese momento cuando solemos darnos atracones de comida o repetimos aquellos comportamientos que nos lastiman, y estos controlan nuestra capacidad de dar un paso hacia nuestra grandeza.

5. ¿Cómo me puedo permitir entrar en mi grandeza?

Realmente no tienes que ir a ningún lado ni hacer nada para encontrar tu grandeza, porque esa grandeza ya la traes dentro de ti. Lo único que tienes que hacer es liberar todo lo que te está impidiendo ver eso que ya eres. No te tienes que convertir en nada, sino más bien derribar esos ladrillos que te impiden ver quién eres realmente. Tu espíritu ya es lo que quieres ser.

6. ¿Cómo puedo hacer las cosas por mí y no por los demás?

Empieza a darte cuenta de la razón por la cual haces cosas por las demás personas, y hazlas porque te causan satisfacción y gozo. Cuando estés llena de ti misma, te dará placer hacer cosas por los demás desde un lugar de amor y no por obligación.

7. Puedo identificar que uno de mis factores desencadenantes al comer se da cuando estoy alrededor de otras personas y cuando me ofrecen comida. Por ejemplo, cada vez que estoy con mi familia, compañeros del trabajo o mis amigas me obsesiono con la comida. ¿Mi única opción es el aislamiento completo hasta que sea más fuerte?

No, creo que en esos casos es donde puedes darte la oportunidad de ponerte a prueba con tu práctica espiritual. Permite que estos momentos te impulsen a evolucionar, a expandirte, para que aprendas a mantenerte en paz. Es necesario que te permitas vivir esos momentos para conocerte más, para que te juzgues menos y para que aprendas a regresar a tu centro. Si te aíslas, te vas a perder de todas estas oportunidades de crecimiento, y es enfrentándolo con amor que logras trascender de lo que huyes.

8. **La comida fue lo primero que usé de niña para encontrar el amor, porque este fue el ejemplo a seguir que me dio mi familia, y después de 15 años lo sigue siendo. Ahora puedo ver que uso la comida para castigarme, recompensarme, amarme y adormecerme. ¿Cómo puedo liberarme de esta mentalidad de que la comida es amor, especialmente cuando vengo de una familia donde hay tanta adicción a la comida y esta ha sido la forma en que hemos expresado nuestro amor por cada uno?**

Este es un gran ejemplo de lo que estaba hablando con respecto a la separación. Si la comida es amor, ¿qué es Dios? Cualquier cosa a la que le ponemos más énfasis que a nuestra conexión con el Universo crea separación. Cuando hacemos especial a una persona, a una pareja romántica o, en este caso, a la comida, ponemos nuestro poder en lo externo, y nos perdemos a nosotras mismas. En este caso, el valor especial que le pones a la comida es el de salvación. Cuando creas separación, cortas tu comunicación con el Universo, y eso provoca que la comida se convierta en tu seguridad, es decir, la comida se convierte en Dios. El trabajo que estás haciendo a través de este libro es reconectarte con tu corazón y con el Universo, porque en el momento en el que logras esto, permites que la comida tome un papel secundario en tu vida. Así que sigue enfocándote en fortalecer tu amor propio, tu confianza en el Universo, y verás que con el tiempo este amor interno ya no lo estarás buscando en los alimentos.

9. Conozco a muchas personas en mi comunidad que son muy cercanas a mí y se han vuelto muy muy conscientes de lo que están comiendo. ¿Hasta qué punto enfocarnos en comer sano deja de ser sano?

Estar sumamente enfocadas en comer sano se convierte en una adicción. Esto lo digo por experiencia propia. Cuando caes en patrones adictivos hacia la comida a tal punto que te restan libertad y paz mental, es momento de relajarte y remplazar tu enfoque de nutrición física por uno de nutrición espiritual, ¡y esto es justamente lo que has estado haciendo al leer este libro!

10. ¿Qué pasa si me estoy empezando a nutrir desde el amor, pero mis amigas y familiares siguen con sus patrones obsesivos y restrictivos con la comida y eso me afecta?

Cuando estás haciendo cambios en tu propia vida y eres cada vez más consciente, empiezas a reflejar tu autenticidad y quién eres en realidad. Concéntrate en lo que tú estás haciendo y cómo estás tratando a tu cuerpo. Tus cambios internos comenzarán a brillar de forma externa, y verás que con el tiempo comenzarán a iluminar la vida de todos los que te rodean. Cuando tu luz brilla, ilumina a todos los que se cruzan en tu camino.

11. Mi familia me demuestra su amor con la comida, y cuando me ofrecen de comer algo que realmente no se me antoja, no quiero ser grosera, pero ¿qué puedo hacer?

Cuando alguien te ofrece algo que realmente no se te antoja, se vale decir que no. Pero tienes que ubicar si es un *no* que viene desde la libertad, o el *no* que viene desde la restricción.

El objetivo en última instancia es que no vivas de forma restringida, rígida o inflexible. Si dices que no por miedo a engordar o a comer algo «prohibido», entonces tu respuesta está naciendo desde la restricción, y esto es lo que intentamos romper. Aprende a distinguir si tu negativa viene desde el amor o el miedo. Si es desde el amor, decir que no será un acto de amor propio.

12. ¿Qué haces cuando tienes alergias o intolerancias alimentarias?

Cuando te sientes libre alrededor de la comida, y no te causa conflicto no comer algunos alimentos, te darás cuenta de que decir que *no* nace desde la inspiración y el autocuidado. Por ejemplo, yo soy alérgica a la leche, y si elijo no consumirla es porque no me hace sentir bien, pero no siento ningún tipo de restricción al no hacerlo, ¿entiendes mi punto? Se trata de cuidarte y amarte, y el no elegir consumir ciertos alimentos viene desde este espacio de amor.

13. ¿Qué puedo hacer para detener mi compulsión por la comida?

Una práctica que puede ayudarte con esto es empezar a recitar este mantra antes de comer: «Amo mi comida. Mi comida me ama». En el momento en que te das cuenta de que estás en medio de un atracón, o cuando estás obsesionada o midiendo y pesando tu comida, es cuando puedes notar el problema, tener conciencia y enfocar tu atención plena para observarte sin juzgarte, es decir, te conviertes en testigo de lo que estás haciendo. Al ser consciente desde un lugar amoroso, puede ocurrir un milagro. Y el milagro sucede cuando te detienes y te miras a ti misma sin criticarte, es cuando en lugar de comer compulsivamente, paras y te dices a ti misma: «Amo mi comida. Mi comida me ama». Ya sea antes de comer o a la mitad de un atracón, algo tan simple como eso puede redirigirte. Te puede traer de nuevo a tu centro y tu alineación.

14. Disfruto mucho de la comida, pero controlo rígidamente lo que como toda la semana, por lo que me permito un día para comer cosas que disfruto, ¿qué piensas de esto?

En estos casos, es importante que aprendas a encontrar tu disfrute ante la vida. Disfrutar de tu ejercicio, meditación, trabajo, relaciones. Aprende a encontrar esa alegría en todas partes, para que uses esas experiencias para sentirte alegre. Esto también va a permitirte ser más flexible en tu vida y, por lo tanto, con la comida. Puedes ser alguien muy rígida todos los días, pero una vez a la semana recurres a atracones porque es el único momento en el que te permites comer lo que realmente se te antoja. Esto ocurre por falta de flexibilidad en tu vida, que se refleja en la comida. No importa qué dieta adoptes, o cuántos días comas bien y cuántos, mal. Lo importante es que lo que hagas esté respaldado por tu libertad interior, en lugar de impulsado por el miedo.

15. ¿Cómo llegas al punto en el que puedes confiar en ti misma y en la comida para saber qué es lo mejor para ti?

De eso se trata todo esto. Es llegar a un lugar donde puedas sentirte en paz contigo misma, no con comida o debido a ella. La comida es lo que has usado y lo que has convertido en algo especial para anestesiar ese malestar, para evitar sentir y para sentirte segura. La comida es lo que te solía adormecer y desconectar. Simplemente invirtiendo un poco tu pregunta, yo te diría que en lugar de preguntarte cómo puedes llegar al lugar donde te sientas cómoda con la comida, te replantees: ¿cómo llego al lugar en el que me siento cómoda conmigo misma?

Estar cómoda contigo misma cambia tu relación con la comida.

16. ¿Cómo puedo conectar con mi esencia?

Podemos tener acceso a esta parte de nosotras cuando no estamos en nuestra mente. Absolutamente todos nacemos con esta conexión al Universo, pero muchas veces no nos damos cuenta porque, a medida que crecemos, nuestra cultura, la sociedad y los sistemas educativos nos hacen olvidarnos de esta luz interna. La buena noticia es que puedes reconectar con esta parte más profunda de ti a través de la meditación, escuchando música, caminando en la naturaleza o haciendo cualquier actividad que te saque de tu mente. Mi recomendación es que trates de conectarte con estas partes más profundas de ti de manera habitual, porque en esta parte es donde encuentras paz, luz, intuición y sincronicidades.

17. ¿Cómo puedo dejar a un lado mis pensamientos de juicio hacia mí misma?

Simplemente permítete estar presente en el lugar en el que te encuentras en este momento y con la persona que eres en este punto de tu vida. Di todos los días que dejas que el Universo trabaje a través de ti. Pero para que el Universo pueda hacerlo, tienes que deshacerte de todo tu juicio, así que tu trabajo es «vaciarte» y dejar que el Universo trabaje a través de ti, sin controlar los procesos. Para poder vivir sin miedo, tienes que aprender a confiar en el Universo. El amor y el miedo no pueden coexistir simultáneamente. Mientras más te ames, será más fácil transcender tus temores. Acepta tus miedos y luego concéntrate en algo más. Mientras más te concentras en otras cosas, menos te enfocas en el miedo y, con el tiempo, este disminuye y tus otros enfoques empiezan a sobresalir.

18. ¿Cuál es una buena manera de detener un atracón de comida en el momento en que está ocurriendo?

Puedes practicar el siguiente ejercicio de un minuto: respira durante cinco segundos, contén la respiración durante cinco segundos, suelta la respiración durante cinco segundos. Cuando estás teniendo un comportamiento adictivo, no estás respirando, y cuando aprendes a respirar conscientemente, empiezas a nutrirte desde dentro porque te concentras en estar presente contigo misma. Si puedes poner esto en práctica en un atracón, serás capaz de detenerlo. Esto mismo sirve para cuando te encuentres obsesionada o pensando solo en tu comida, o sintiéndote culpable porque comiste cierto alimento. Te ayudará a empezar a sanar.

19. ¿Qué hago si reconozco que tengo un patrón que quiero parar, pero me resisto a hacerlo?

Lo que sugeriría en este caso es, literal, ponerlo en manos del Universo. Esto lo puedes hacer empezando tu día con una oración: «Dios/Universo, quítame los atracones (o el patrón que quieras sanar). Ayúdame a reinterpretar esta situación desde el amor. Ayúdame a ser consciente de mi comida. Ayúdame a detenerme cuando ya estoy satisfecha. Ayúdame a saber cuándo es suficiente. Gracias». Repite esta oración todos los días y sentirás una paz que irá iluminando tu camino.

20. Me siento insegura de mí misma y siento que esto se refleja en mi pareja, ¿qué puedo hacer?

En lugar de enfocarte tanto en tu pareja, hazlo en convertirte en la persona que quisieras amar. Mientras más nos convertimos en esa persona que queremos amar, más amor atraeremos a nuestra vida. Empieza por ti y contigo, y verás que todo lo demás llegará por añadidura. La manera en la que nos amamos y respetamos a nosotras mismas es exactamente la que vamos a recibir de las demás personas. Primero necesitamos ser la persona con la que nos gustaría estar antes de poder encontrar a la persona que realmente nos va a amar por quienes somos. Si queremos que alguien nos ame, nos tenemos que dar a nosotras mismas ese amor que estamos esperando recibir.

21. ¿Qué puedo hacer para llegar a mi peso ideal?

¡¡¡Debes concentrarte en algo que no sea tu peso!!! Comienza a vivir con ese amor y aceptación que tendrías si ya estuvieras en tu peso ideal. Es decir, no se trata de acciones y de hacer, sino de la energía que eres y tu presencia. Comienza a ser la persona que quieres ser. Sé esa persona que ya está en su peso ideal, vive tu vida como alguien que ya se siente amada, valiosa y hermosa, y verás cómo tu cuerpo irá reflejando esa realidad. Por ejemplo, si no te atreves a ponerte cierta ropa hasta que peses diez kilos menos, quiero que te atrevas a comprártela, a ponértela y a disfrutar de tu cuerpo como si ya tuvieras esos diez kilos menos, ya que justamente esa es la energía que logrará que llegues a tus metas.

22. Crecí con una madre que luchaba contra la adicción a la comida, y ahora que aún soy joven, trato de ser consciente para no repetir su historia. ¿Qué puedo hacer para no tener miedo de convertirme en una adicta a la comida como mi madre?

Mi consejo es que uses este miedo a la adicción como una oportunidad para profundizar en tu vida. En el momento en que admitas tu miedo, invitarás a Dios a entrar. Tú no eres tu madre y sus problemas no tienen por qué ser tuyos. Puede que haya patrones de ella que reconozcas en ti o alguna energía que te haya transmitido, pero no eres tu madre. No te convertirás en eso si reconoces de todo corazón, sin miedo, lo que puedes aprender de lo que ella vivió y dices: «Sí, lo aprendí. Quiero trabajar en eso. Está bien. Estoy conmigo».

23. ¿Qué hacer cuando como en exceso y me irrito mucho, pero me deprimo cuando intento comer menos?

La propuesta de este libro y lo que quiero que te lleves al terminar de leerlo es que la vida no se trata de privaciones. Mi enfoque te invita a aprender a estar presente de manera amorosa, y así identificar cuándo tienes hambre y cuándo sientes saciedad. No se trata de comer menos, pasar hambre, ni restringirte de lo que te gusta, sino de comenzar a cambiar y crecer internamente a medida que expandes tu conciencia interior. Tal vez ahora no puedas escuchar estas señales porque has estado comiendo de extremo a extremo, o porque no ha habido ninguna conciencia interior espiritual que te guíe en tu relación con la comida. Todo lo has canalizado a través de tu cerebro izquierdo, la parte racional: «No comas en exceso. Esto está prohibido. Esto es bueno o malo». Por eso te pido que confíes en los procesos de este libro, y que te des permiso de descubrir que, a medida que abres ese estado interior de conciencia, sentirás cambios en tu relación con la comida. El cambio real está en las sutilezas, a las que no solemos prestarles mucha atención, pero que tienen un gran impacto en los resultados. Es cuando te permites decir: «Voy a nutrirme desde el amor, me voy a cuidar y voy a saber cuándo detenerme». Incluso si no te detienes exactamente donde querías, hiciste lo mejor que pudiste. Esos momentos sutiles son pequeños milagros, así que si ahora mismo sientes que no estás siendo dirigida por tu guía interior, sino por tu ego, no te preocupes, has llegado hasta aquí y eso significa que ya empezaste a hacer el cambio que necesitas. Confía en ti.

24. Tengo la creencia de que el amor nos hace vulnerables a ser lastimadas, ¿cómo puedo cambiar esta perspectiva?

Mientras más te amas, más te mantendrás a salvo, ya que amarnos a nosotras mismas implica amar nuestra vida, y esto significa que estamos aquí para un propósito y que podemos confiar en nuestros procesos de vida. Amarnos significa que valoramos nuestra vida y que nos levantamos todos los días agradecidas por despertar. También significa que estamos agradecidas por todos y todo lo que nos rodea. Esto nos mantiene a salvo, porque jamás nos haríamos daño a nosotras mismas ni a nadie a nuestro alrededor. El miedo nos mantiene estancadas, y nos impide hacer lo que más amamos y lo que nuestro corazón desea hacer.

25. ¿Me puedes compartir un secreto para llegar a mi peso ideal?

Te voy a compartir un secreto: para llegar al peso que quieres tener, necesitas sentir que ya lo tienes. Es decir, para ir del punto A al B, tienes que ser y sentirte en el punto B. Vive como si ya tuvieras tu peso ideal, vístete como si ya estuvieras en él, y deja que tu cuerpo físico se alinee con esa nueva realidad en su tiempo perfecto. Está comprobado que todo el tiempo existe de manera simultánea; es decir, no es lineal, y pasado, presente y futuro están todos en el ahora. Esto quiere decir que no nos tenemos que romper tanto la cabeza analizando cómo le podemos hacer para llegar a un cierto punto. Todo lo que tenemos que hacer es saber que ya estamos ahí y dejar que la vida física lo refleje. Entonces, para llegar de un punto al otro, nuestra única misión es saber que ya estamos ahí, ser nosotras mismas, hacer lo que nos haga sentir gozo y contactar con la luz de nuestro corazón. Este saber no viene de la mente, sino de un lugar mucho más profundo. Cuando lo sientes en tu corazón, tu mundo físico lo empieza a reflejar.

26. ¿Por qué a mi amiga le funciona una dieta y a mí no?

Una recomendación de nutrición nunca puede ser general y aplicarse a todas. Una de las razones por la cuales nos sentimos inadecuadas es porque pensamos que las generalizaciones de nutrición les deben funcionar a todas las personas. Y cuando nos percatamos de que no nos funcionan, pensamos que hay algo mal con nosotras. La verdad es que no hay nada malo en ti, sino que tienes que aprender a ajustar las generalidades a tus propias necesidades para que así te funcionen y, para lograrlo, debes aprender a conocerte, a confiar en tu cuerpo y a escucharlo.

27. ¿Cómo puedo aprender a conocerme?

Una manera de aprender a conocerte es darte cuenta de tu verdad, y el primer paso para poder hacer esto es a través de la aceptación. Si no nos amamos y aceptamos a nosotras mismas, nos será muy difícil poder amar y aceptar a los demás. Empieza por ser menos dura contigo misma.

28. ¿Me puedes explicar qué significa *perdonar* desde tu propuesta?

Perdonarte e ir más allá del perdón significa ver la Esencia de cada persona, así como entender y saber que sus acciones no vinieron de dicha Esencia, sino de las capas de condicionamiento social que le crearon dolor y la separaron de su centro y de sí misma. Las personas lastimadas están actuando desde su ignorancia, dolor y odio. Cuando te das cuenta de esto, te liberas de los lazos de quienes te han lastimado y alcanzas a sentir dentro de ti un lugar que trasciende el perdón.

29. ¿Me puedes ayudar con un mantra para confiar en mi cuerpo?

Todos los días te puedes decir a ti misma: «Confío en mi cuerpo, y mi cuerpo tiene todos los recursos para sanarme y mantenerme en mi peso de equilibrio. Cada célula de mi cuerpo tiene la habilidad de sanarse y equilibrarse».

30. ¿Me puedes platicar más a fondo acerca de los sentimientos y su relación con la comida?

A lo largo de este libro hablamos mucho sobre el sentimiento o las emociones que negamos, ignoramos, rechazamos o encubrimos con otras cosas. Bueno, pues debajo de ese sentimiento generalmente se acumula resentimiento, un pensamiento de ataque, ya sea hacia ti misma o hacia alguien más. Ese sentimiento subyacente surge en el presente cada vez que te sientas a comer y abusas de la comida o la restringes. Eres tú actuando desde esa ira y ese resentimiento. Y la forma de darle la cara es desde el amor hacia ti misma, aceptando todo lo que sientes sin juzgarlo, y dándote el espacio para abrazarte por ser humana.

ANEXO 2

RECETAS

En este segundo anexo, quiero compartirte el siguiente recetario, en el que podrás encontrar deliciosos platillos que van a nutrirte de adentro hacia afuera. Todas las recetas fueron diseñadas tomando en cuenta los puntos clave del libro, y se basan en alimentos naturales, enteros y altamente nutritivos.

Al consumir esta comida, puedes estar segura de que le estarás dando a tu cuerpo una cantidad altísima de nutrientes y alimentos sanos. Puedes jugar con las recetas y cambiar o añadir ingredientes. El recetario incluye:

1. Jugos, aguas y *smoothies*
2. Desayunos, comidas y cenas
3. Sopas, ensaladas y aderezos
4. Postres

Recuerda que un cuerpo sano y radiante se logra estando en armonía interna a través de los pensamientos positivos que tienes hacia tu cuerpo, tus emociones de gozo y de felicidad hacia la vida, así como de nutrirte con alimentos que reflejen ese equilibrio interno con el mundo natural que te rodea.

¡Lo más importante es que te sientas feliz, en paz, y que disfrutes lo que estás comiendo al máximo!

JUGOS, AGUAS Y *SMOOTHIES*

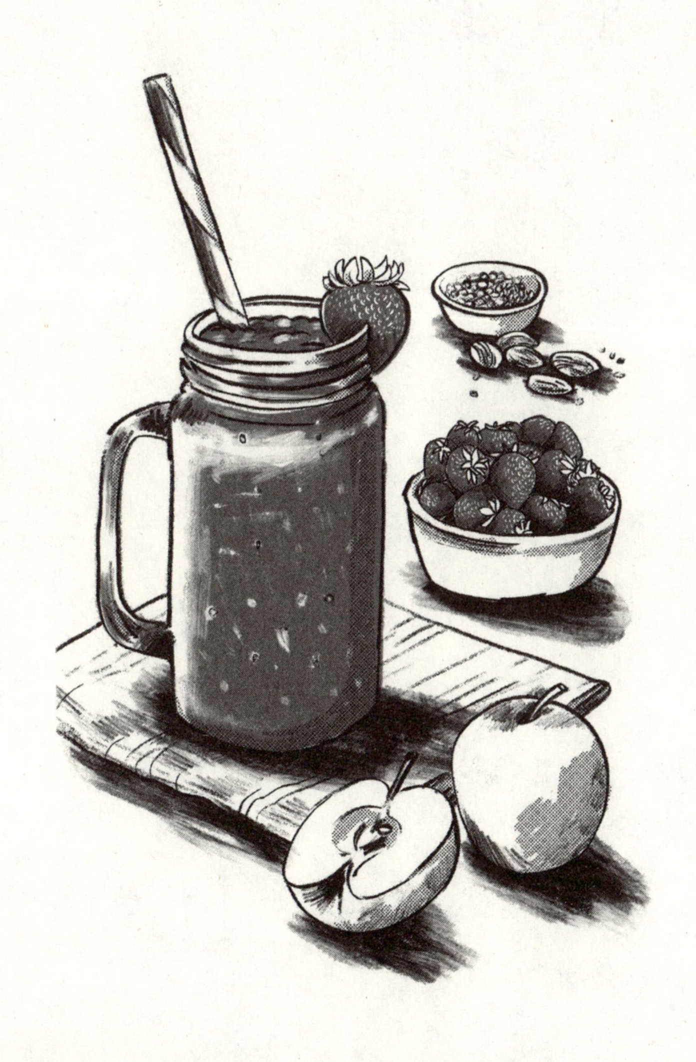

JUGOS

Estos jugos son los más sanadores, pues se digieren inmediatamente y te llenan de vitaminas, minerales y enzimas. Los puedes disfrutar a cualquier hora del día. Las porciones que se indican son para una persona, pero las puedes duplicar para hacer un poco más o compartir con alguien.

Tip: todos se preparan en un extractor, por lo que solo menciono los ingredientes para cada uno (recuerda lavarlos y cortarlos previamente). Te recomiendo ingerirlos inmediatamente después de prepararlos para evitar su oxidación.

Jugo nutrición energética

- 1 manzana verde
- 1 pepino
- 2 hojas de kale
- 1 hoja de acelga
- Jugo de ½ limón
- 1 pedacito de jengibre pelado

Jugo caroteno

- 3 zanahorias medianas
- 2 manzanas medianas
- Jugo de ½ limón

Jugo verde

- 2 manzanas verdes
- 1 taza de espinacas
- 1 taza de kale
- Jugo de ½ limón

Jugo vitamina C

- 1 naranja
- 1 mandarina
- 2 kiwis
- Jugo de 1 limón

Jugo manzana+

- 1 pedazo de pepino
- 1 tallo grande de apio
- 2 tazas de espinacas
- 2 manzanas rojas

Jugo mandarina+

- 2 mandarinas peladas
- 1 zanahoria
- ½ piña pequeña
- 1 pedacito de jengibre pelado

Jugo depurador

- 3 manzanas verdes
- Jugo de 1 limón
- 1 pedacito de jengibre pelado
- ¼ de cucharadita de pimienta cayena

Jugo hígado sano

- 1 betabel
- 2 naranjas peladas
- 2 hojas de kale
- ½ pepino

Jugo refrescante

- 3 tazas de sandía
- Jugo de ½ limón
- Hojas de menta

Jugo desinflamatorio

- 4 zanahorias
- 1 pieza de cúrcuma fresca, pelada y picada en trozos grandes
- 1 pieza de jengibre fresco, pelado y picado en trozos grandes
- ¾ de taza de agua de coco sin azúcar

AGUAS

Estas aguas son muy refrescantes, no contienen azúcar, y están llenas de vitaminas y minerales. Las puedes disfrutar a cualquier hora del día. Son una excelente alternativa a los refrescos. Para prepararlas, lo único que tienes que hacer es mezclar todos los ingredientes en una jarra, agregar hielo y refrigerar por lo menos 30 minutos.

Frizz de toronja con romero

- ¼ de toronja roja o rosa, cortada en rodajas finas
- 1 rama grande de romero fresco
- 1 litro de agua con gas o natural
- Hielo al gusto

Frizz de limón y lima

- ½ limón cortado en rodajas
- ½ lima cortada en rodajas
- 1 litro de agua con gas o natural
- Hielo al gusto

Frizz de Kiwi+

- 1 kiwi pelado y cortado en rodajas
- 2 fresas peladas y cortadas en rodajas
- ½ lima cortada en rodajas
- 1 litro de agua con gas o natural
- Hielo al gusto

Frizz de pepino y menta

- ¼ de pepino cortado en rodajas
- ¼ de taza de hojas de menta fresca
- 1 litro de agua con gas o natural
- Hielo al gusto

Frizz de sandía con albahaca

- 3 o 4 rodajas pequeñas de sandía
- ¼ de taza de hojas de albahaca fresca
- 1 litro de agua con gas o natural
- Hielo al gusto

Frizz de frambuesa y menta

- ¼ de taza de frambuesas frescas
- ¼ de taza de hojas de menta fresca
- 1 litro de agua con gas o natural
- Hielo al gusto

Frizz de piña y coco

- ⅓ de taza de rodajas de piña fresca
- ¼ de taza de trozos de coco fresco (sin la cáscara)
- 1 litro de agua con gas o natural
- Hielo al gusto

Frizz de moras y naranja

- ¼ de taza de moras frescas
- ½ naranja cortada en rodajas finas
- 1 litro de agua con gas o natural
- Hielo al gusto

Frizz de toronja y jalapeño

- ¼ de toronja en rodajas
- ½ jalapeño sin semillas, picado
- 1 litro de agua fría
- Hielo al gusto

SMOOTHIES

Estos *smoothies* son totalmente naturales, están llenos de fibra y nutrientes; alcalinizan tu cuerpo y ¡saben delicioso! Las porciones que se indican son para una persona, pero puedes duplicar los ingredientes para hacer más o compartir con alguien. En caso de que te llenes demasiado, NO te lo tienes que acabar, recuerda que es muy importante escuchar a tu cuerpo.

Tip: para su preparación, mezcla todos los ingredientes en tu licuadora, a menos que se indique de otra manera. La cantidad de agua que agregues es a tu gusto para darle la consistencia que quieras. También puedes usar agua de coco como sustituto del agua natural.

Smoothie de *peanut butter*

- 1 plátano
- 2 tazas de leche de almendra
- 2 cucharadas de *peanut butter*
- 1 cucharada de miel
- ½ taza de hielo

Smoothie de mango y plátano

- 1 plátano
- 1 taza de trozos de mango congelado
- ⅓ de taza de yogur de almendra o coco
- ½ taza de jugo de naranja natural

Smoothie de aguacate

- ½ aguacate maduro sin hueso ni cáscara
- 1 taza de leche de almendra
- 1 plátano
- 1 cucharada de miel
- Hielo al gusto

Smoothie de *superfoods*

- 1 plátano congelado
- 1½ tazas de leche de almendra sin azúcar
- 1 cucharada de cacao en polvo
- 1 cucharada de semillas de chía
- 1 cucharada de semillas de *hemp*
- ½ cucharada de maca en polvo
- 1-2 sobres de estevia

Smoothie de moras y almendras

- 1 taza de moras azules congeladas
- 1 plátano
- 1 taza de leche de almendra
- 1 cucharada de crema de almendra
- Hielo al gusto

Smoothie de fresas

- 1 taza de fresas
- 1 plátano congelado
- 1 taza de agua de coco

Smoothie verde

- 1 taza de mango congelado
- ½ taza de kale

- ½ taza de espinacas
- 1 taza de agua de coco

Smoothie azul

- 2 cucharaditas de espirulina azul
- 1 plátano grande congelado
- ¼ de taza de moras
- ¼ de taza de fresas congeladas
- ½ taza de yogur de coco o almendras
- 1 taza de leche de coco o almendras
- 1 cucharada de miel

Smoothie de frambuesas

- ¾ de taza de frambuesas congeladas
- ½ taza de moras congeladas
- 1 plátano maduro congelado
- ½ taza de yogur de almendra o coco
- ½ taza de leche de almendra
- 1 cucharada de miel

Smoothie de zanahoria y mandarina

- 1 taza de jugo de zanahoria
- 1 taza de mandarinas
- 1 plátano grande
- ⅔ de taza de yogur de almendra
- ½ taza de cubitos de hielo

Smoothie de durazno

- ½ taza de leche de almendra
- 1 taza de duraznos frescos o congelados
- 1 cucharada de miel
- ¼ de cucharadita de extracto de vainilla

Smoothie de plátano con crema de almendra

- 1 plátano grande
- 1 taza de leche de almendra
- 1 cucharadita de vainilla
- 1 cucharada de miel
- 1 cucharada de crema de almendra
- 3 cubitos de hielo (opcional)

Smoothie tipo chai

- 2 plátanos medianos
- 1 cucharadita de nuez moscada
- 1 cucharadita de canela
- 1 cucharadita de extracto de vainilla
- 1 cucharadita de miel de maple
- 1 taza de leche de almendra
- Hielo al gusto

Smoothie de manzana con fresas

- ½ manzana pelada
- 1 taza de fresas congeladas
- 1 taza de agua de coco
- Hojas de menta

Smoothie cremoso

Tip: corta los plátanos y guárdalos en el congelador hasta que se congelen. Esto le dará una textura cremosa a la bebida.

- 2 plátanos cortados y congelados
- 1½ tazas de agua natural o agua de coco
- 2 cucharaditas de miel de agave
- 1 cucharada de mantequilla o aceite de coco
- 1 cucharadita de extracto de vainilla

- 1 pizca de sal marina
- 4-5 cubitos de hielo

Preparación

1. Licúa todos los ingredientes, excepto los plátanos y los cubitos de hielo.
2. Una vez que la mezcla esté consistente, agrega los plátanos congelados y los cubos de hielo, y nuevamente licúa hasta que esté suave y cremosa.

Smoothie energético

- 1½ tazas de leche de avena o de almendra
- 2 plátanos maduros, en rodajas y congelados
- 1 taza de piña picada, congelada
- ½ taza de espinacas
- ½ taza de moras congeladas
- ¼ de taza de hojuelas de avena

Leche de almendra natural

Tip: esta leche la puedes utilizar en tus *smoothies* como sustituto de agua para que quedes más satisfecha y también la puedes usar en las recetas de tus desayunos.

- 1 taza de almendras naturales enteras
- 4 tazas de agua natural o agua de coco
- 3-4 dátiles sin hueso
- 1 cucharadita de canela (opcional)
- ½ cucharadita de extracto de vainilla natural (opcional)

Preparación

1. Remoja las almendras y los dátiles en un recipiente con agua la noche anterior.

2. Licúa el agua, las almendras, los dátiles, la canela y la vainilla en una licuadora potente.
3. Cuela tu mezcla y guarda la leche en un recipiente cerrado en el refrigerador de 4 a 5 días.

DESAYUNOS, COMIDAS Y CENAS

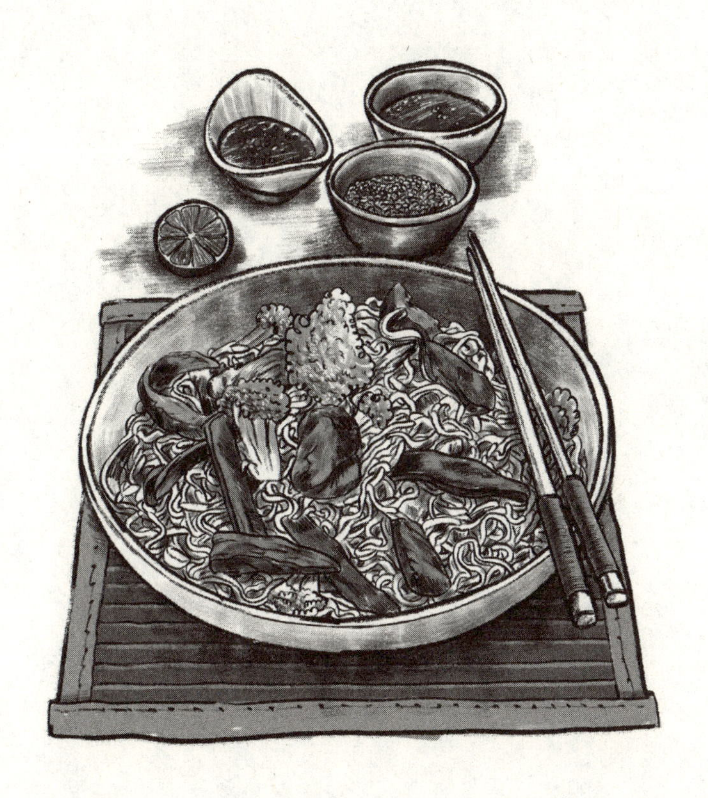

DESAYUNOS

Estos desayunos son supersanos, naturales y no tienen ingredientes artificiales ni azúcares refinados. Las porciones las vas a ajustar dependiendo de tu nivel de hambre y sin juzgar la cantidad que tu cuerpo te pide. ¡Disfrútalos el día que quieras y acuérdate de comerlos con agradecimiento y sin culpas!

Hot cakes de moras

- ¼ de taza de claras de huevo
- 1 cucharada de proteína de vainilla en polvo
- ½ plátano machacado (que quede como puré)
- Leche de almendra (si es necesario)
- ¼ de taza de moras frescas o congeladas
- Aceite de coco para cocinar
- *Toppings:* fruta, coco rallado o crema de cacahuate.

Preparación

1. En un tazón pequeño, mezcla las claras de huevo y la proteína en polvo con un tenedor o un batidor hasta que se disuelva toda la proteína.
2. Agrega el puré de plátano y las moras. Si la mezcla te parece demasiado espesa, puedes agregar un chorrito de leche de almendra para diluirla un poco.

3. Rocía una sartén antiadherente con aceite de coco y ajusta el fuego a bajo-medio. El fuego más bajo es la clave para asegurar que el *hot cake* no se queme.

4. Vierte la masa de los *hot cakes* y cocina hasta que se formen pequeñas burbujas (unos 5 minutos).

5. Asegúrate de que el *hot cake* se haya asentado lo suficiente antes de intentar voltearlo.

6. Voltea con cuidado el *hot cake*. Cocina hasta que esté listo en el centro (generalmente toma otros 2 o 3 minutos).

7. Coloca el *hot cake* en un plato. Le puedes poner fruta, coco rallado o *peanut butter* como *toppings*.

Hot cakes de harina de coco

- ¼ de taza de harina de coco
- 1 cucharadita de polvo para hornear sin aluminio
- 2-3 huevos
- ¼ de taza de leche de almendra (o 1 cucharada más si es necesario)
- 1 cucharada de miel de maple natural
- ½ cucharadita de extracto de vainilla
- Aceite de coco
- *Toppings*: miel de maple natural, fruta, crema de almendra o *peanut butter*

Preparación

1. Mezcla la harina de coco y el polvo para hornear en un tazón mediano.

2. En un recipiente aparte, bate los huevos hasta que estén bien mezclados. Agrega la leche, la miel de maple y la vainilla.

3. Agrega los ingredientes húmedos a los ingredientes secos y revuelve hasta que desaparezcan los grumos. Deja reposar

durante 2 o 3 minutos para que la harina de coco absorba parte del líquido.

4. Si la masa parece demasiado espesa, puedes agregar un poco más de leche.
5. Rocía ligeramente una sartén con aceite de coco.
6. Calienta la sartén a fuego medio-alto (180 °C en una sartén eléctrica).
7. Vierte aproximadamente ¼ de taza de mezcla por *hot cake* en la sartén caliente.
8. Cocina hasta que salgan burbujas a la superficie del *hot cake* y los bordes comiencen a lucir secos.
9. Voltea y cocina hasta que el fondo esté dorado.
10. Sirve con los *toppings* de tu elección.

Muffins de fresas

- 1¾ tazas de harina integral para repostería
- 1 cucharadita de polvo para hornear
- ¼ de cucharadita de bicarbonato de sodio
- ½ cucharadita de sal marina
- ½ cucharadita de canela en polvo
- 2 huevos grandes, a temperatura ambiente
- 1 taza de yogur griego natural o de coco, a temperatura ambiente
- ¼ de taza de aceite de coco, derretido
- ½ taza de miel de maple, a temperatura ambiente
- ¼ de taza de leche de almendra sin azúcar, a temperatura ambiente
- 1 cucharadita de extracto de vainilla
- 1 taza colmada de fresas frescas, cortadas en cubitos, para cubrir

Preparación

1. Precalienta el horno a 200 °C.
2. Coloca 12 moldes de papel o silicona en tu molde para *muffins*.
3. En un tazón grande, combina la harina, el polvo para hornear, el bicarbonato de sodio, la sal y la canela.
4. En otro tazón mediano, mezcla los huevos, el yogur, el aceite, la miel de maple, la leche de almendra y el extracto de vainilla.
5. Vierte la mezcla líquida en el tazón con los ingredientes secos y revuelve hasta que la mezcla se combine. ¡No lo mezcles demasiado!
6. Agrega 1 cucharada de la masa al fondo de los moldes para *muffins*. Agrega las fresas al resto de la masa y luego divide uniformemente el resto de la mezcla en moldes para *muffins*.
7. Cubre los *muffins* con fresas adicionales.
8. Hornea de 18 a 20 minutos, o hasta que al insertar un palillo en el centro del *muffin* salga limpio.
9. Deja que los *muffins* se enfríen en el molde durante unos minutos, luego retíralos para que no se sigan cocinando y déjalos enfriar completamente sobre una rejilla.
10. Almacena a temperatura ambiente de 3 a 4 días o en el refrigerador hasta por 1 semana en un recipiente hermético. También puedes congelar hasta por 3 meses en un recipiente apto para congelador.

Muffins de huevo horneado

- 6 huevos grandes
- 1 taza de claras de huevo
- ½ cucharadita de sal marina

- ½ cucharadita de pimienta molida
- 1 cucharadita de aceite de oliva
- ½ pimiento morrón picado
- ½ taza de cebolla amarilla picada
- 1 taza de brócoli picado en trozos pequeños
- 1 taza de champiñones en rodajas
- ⅓ de taza de queso feta desmoronado
- 2 cucharadas de perejil fresco
- Aceite de coco para cocinar

Preparación

1. Precalienta el horno a 190 °C.
2. Rocía un molde para *muffins* con aceite de coco o utiliza moldes de silicona para hornear.
3. Coloca los huevos y las claras de huevo en un tazón grande y bate para combinar. Condimenta con sal y pimienta.
4. Mientras tanto, calienta una sartén a fuego medio con 1 cucharadita de aceite de coco. Agrega las verduras picadas (pimiento morrón, cebolla, brócoli y champiñones) y cocina durante unos 5 o 6 minutos, hasta que estén un poco blandas y las cebollas estén fragantes.
5. Agrega las verduras salteadas en el tazón con los huevos batidos. Agrega el queso feta y el perejil. Mezcla bien.
6. Vierte la mezcla de huevo en moldes para *muffins* de manera uniforme. Usa una taza medidora de ⅓ para verter cada uno.
7. Hornea de 17 a 20 minutos, o hasta que la mezcla ya no se mueva (puedes probar la cocción insertando un palillo, este debe salir limpio cuando estén listos). Deja que los moldes se enfríen y disfrútalos de inmediato.

Tip: si se prepara con anticipación, guarda los moldes fríos en un recipiente sellado en el refrigerador. Cuando estés lista para comer, puedes disfrutar de los *muffins* fríos o meterlos en el microondas de 30 a 60 segundos para recalentarlos.

Avena horneada con chocolate y cacahuate

- 2 tazas de avena
- 2 tazas de leche de almendra sin azúcar
- ¼ de taza de cacao en polvo
- ¼ de taza de miel de maple natural, y un poco más para servir
- 1 cucharadita de polvo para hornear sin aluminio
- 1 pizca de sal marina
- 1 cucharada de linaza molida
- 1 plátano maduro, triturado (alrededor de ½ taza)
- 1 cucharada de aceite de coco derretido
- 2 cucharadas de *peanut butter* y un poco más para untar
- 1 cucharadita de extracto de vainilla
- ¼ de taza de chocolate picado o chispas de chocolate

Preparación

1. Precalienta el horno a 190 °C.
2. Rocía un molde para hornear, cuadrado de 8 × 8 cm aproximadamente, con aceite de coco.
3. En un tazón grande, mezcla la avena, la leche de almendra, el cacao en polvo, la miel de maple, el polvo para hornear, la sal marina, la linaza, el puré de plátano, el aceite de coco, la *peanut butter* y la vainilla. Mientras revuelves agrega ⅛ de taza de chocolate picado.
4. Vierte con cuidado la mezcla de avena en el molde para hornear ya preparado.
5. Esparce el chocolate restante encima.

6. Hornea de 25 a 30 minutos, o hasta que la avena se haya endurecido.
7. Retira del horno y deja enfriar unos minutos.
8. Haz porciones y sirve con un poco de *peanut butter* encima.

Tip: guárdalo en el refrigerador en un recipiente hermético de 4 a 6 días. Para recalentar toda la avena horneada, cubre con papel aluminio y vuelve a calentar en un horno a 190 °C durante 20 minutos, aproximadamente, o bien, caliéntala en el microondas durante 1 minuto.

Barritas de avena con frutos rojos

- 2 tazas de avena
- 1 cucharadita de polvo para hornear sin aluminio
- 1 cucharadita de canela
- ½ cucharadita de sal marina
- ½ taza de leche de almendra sin azúcar
- ½ taza de puré de manzana
- ¼ de taza de miel de maple natural o miel
- 2 cucharadas de linaza molida
- 2 cucharaditas de aceite de coco derretido
- 1 cucharadita de extracto de vainilla
- 1 taza de frutos rojos frescos + ½ taza más para cubrir (también puedes usar arándanos y fresas picadas)

Preparación

1. Precalienta el horno a 190 °C.
2. Combina todos los ingredientes, excepto los frutos rojos, en un tazón grande. Revuelve hasta que se mezclen y añade suavemente la taza de frutos rojos.
3. Vierte la mezcla en un molde cuadrado para hornear, de 8 × 8 cm aproximadamente, previamente forrado con papel encerado.

4. Extiende uniformemente la masa en el molde y cubre con los frutos rojos restantes. Se ve muy bonito con fresas en rodajas encima.
5. Cocina de 30 a 35 minutos o hasta que las barritas estén bien cocidas y mantengan su forma.
6. Retira del horno, enfría y luego corta en 6 barras.

Tip: guarda las barras sobrantes en el refrigerador hasta por 1 semana. Disfrútalas frías o recaliéntalas en un horno tostador.

Burrito de huevo y feta

- 1 tortilla integral o sin granos marca Ezekiel
- 1-2 cucharadas de hummus (cualquier sabor funcionará)
- Aceite de coco
- 1 huevo
- ¼ de taza de claras de huevo
- ⅛ de taza de cebolla picada
- 2 champiñones, en rodajas
- 2 tazas de espinacas tiernas
- 1 cucharada de queso feta desmoronado
- 1 cucharada de tomates secados al sol, picados
- Sal marina y pimienta molida fresca, al gusto
- Salsa picante, para cubrir (opcional)
- Jitomates deshidratados al sol

Preparación

1. Rocía la sartén con aceite de coco y saltea la cebolla y los champiñones durante 3 o 4 minutos o hasta que estén fragantes. Agrega las espinacas y saltea durante unos minutos más, hasta que se hayan marchitado.
2. Agrega el huevo y las claras a la sartén con las verduras y cocina durante aproximadamente 2 minutos o hasta que el huevo

esté bien cocido. Mientras lo haces, espolvorea un poco de sal marina y pimienta molida.

3. Calienta la tortilla y úntala con una capa de hummus.
4. Coloca los huevos revueltos en el centro de la tortilla y cubre con jitomates deshidratados y queso feta.
5. Espolvorea un poco más de sal y pimienta, así como salsa picante si la usas.
6. ¡Envuelve la tortilla y sirve!

Frittata de camote y kale

- 3 cucharaditas de aceite de aguacate o de oliva, cantidad dividida
- Aceite de coco
- ½ taza de cebolla morada, rebanada o picada
- ½ taza de kale
- 1 diente de ajo, picado
- 1½ tazas de col rizada sin tallo, picada
- 1 cucharada de tomillo fresco, y más para cubrir
- 8 huevos
- ¼ de cucharadita de sal marina
- 2 onzas de queso de cabra suave
- 2 tazas de camotes, picados en trozos pequeños
- Salsa picante, para cubrir

Preparación

1. Precalienta el horno a 190 °C.
2. Extiende los camotes picados en una charola para hornear con 1 cucharadita de aceite de coco. Mezcla y luego asa por unos 20 minutos o hasta que estén tiernos.
3. Mientras tanto, derrite las 2 cucharaditas de aceite restantes en una sartén resistente al horno, a fuego medio. Agrega un

poco de cebolla y el ajo y saltea hasta que estén tiernos y dorados de 8 a 10 minutos. Agrega el kale y el tomillo, y cocina por otro minuto hasta que el kale se haya marchitado. Retira del fuego y agrega los camotes asados una vez que estén listos.

4. Saltea el kale y el resto de la cebolla en una sartén.
5. Rompe los huevos en un tazón grande, agrega la sal y bátelos bien con un tenedor.
6. Vierte los huevos batidos en la sartén y usa el tenedor para presionar las verduras hacia abajo en la mezcla de huevo, para que esta cubra las verduras por completo. Desmenuza el queso de cabra encima de la mezcla, luego coloca la charola en el horno y hornea hasta que el centro esté firme y ligeramente dorado, de 10 a 15 minutos.
7. Corta en gajos y sirve tibio con una pizca de tomillo fresco.

Recordatorio: La *frittata* se puede mantener en el refrigerador hasta por 5 días.

COMIDAS Y CENAS

Estas recetas pueden ser servidas a la hora de la comida o la cena. Todas ellas son supersanas y deliciosas. Recuerda que las porciones son solamente aproximaciones y puedes comer hasta sentirte satisfecha y sin culpa. Puedes intercambiar, añadir o sustituir ingredientes que no te gusten.

Salmón con miel, ajo y limón

Para 2 porciones

- 2-4 filetes de salmón
- 2 cucharadas de mantequilla, ghee o aceite de coco, derretidas
- 4 dientes de ajo, machacados
- 2 cucharadas de miel
- 2 limones (1 en jugo y 1 en rodajas)
- ½ cucharadita de sal marina fina, y un poco más al gusto
- ¼ de cucharadita de pimienta molida, y un poco más al gusto
- 4 gajos o rodajas de limón, para servir
- Perejil fresco picado, para decorar

Preparación

1. Precalienta el horno a 200 °C.
2. Combina la mantequilla derretida, el ajo, la miel y el jugo de limón.

3. Cubre la charola para hornear con suficiente papel aluminio para doblar y sellar el salmón.
4. Coloca el salmón en papel aluminio, con la piel hacia abajo, y espolvorea con sal y pimienta. Luego vierte la mezcla de mantequilla sobre el salmón y cubre con rodajas de limón. Dobla el papel aluminio sobre el pescado para cubrirlo.
5. Hornea durante 15 minutos, aproximadamente, hasta que esté bien cocido. El tiempo dependerá del grosor de tu salmón.
6. Vierte los jugos restantes sobre el salmón al servir. Espolvorea con sal y pimienta adicionales si lo deseas.
7. Sirve el salmón con una rodaja de limón y perejil picado para decorar.

Tip: puedes acompañar el salmón con un poco de arroz blanco al vapor.

Tacos de coliflor

Ingredientes para los tacos

- 1 coliflor de cabeza mediana (4-6 tazas)
- 3 cucharadas de aceite de aguacate o de oliva
- 8 tortillas de maíz

Para el condimento de los tacos (especias)

- 1 cucharada de chile en polvo
- 1½ cucharaditas de comino molido
- ¼ de cucharadita de ajo en polvo
- ¼ de cucharadita de cebolla en polvo
- ¼ de cucharadita de hojuelas de pimiento rojo, triturado
- ¼ de cucharadita de orégano seco
- ½ cucharadita de paprika
- 1 cucharadita de sal marina
- 1 cucharadita de pimienta negra

Para la crema de aguacate

- 1 aguacate grande
- ¼ de taza de yogur griego
- 3 cucharadas de cilantro fresco
- 3 cucharadas de jugo de limón fresco
- ½ cucharadita de sal
- 2 cucharadas de agua

Para los toppings

- 1 taza de col rallada
- 1 taza de pico de gallo
- ½ taza de cilantro picado
- Salsa picante, jalapeños o picante de tu preferencia

Preparación

1. Precalienta el horno a 200 °C.
2. Lava y pica la coliflor en floretes pequeños. Intenta que todos sean del mismo tamaño para que se cocinen uniformemente.
3. Prepara un condimento para tacos combinando todas las especias en un tazón pequeño.
4. Agrega la coliflor a un tazón y mezcla con aceite y el condimento para tacos que ya preparaste.
5. Agrega la coliflor a la charola preparada para hornear y cocina durante 25 minutos; pero voltéala después de que pasen 12 minutos.
6. Mientras la coliflor se hornea, prepara la crema de aguacate combinando aguacate, yogur, cilantro, jugo de limón, sal y agua en una licuadora o procesador de alimentos, y mezcla hasta que quede suave y muy bien combinada.

7. Una vez que la coliflor esté lista, prepara los tacos agregando una porción de ella en cada tortilla.
8. Cubre con crema de aguacate y con los *toppings* que desees.

Bowl de lentejas con atún

- 1½ tazas de lentejas enjuagadas
- 3 tazas de agua
- 1 pizca de sal marina
- 2 latas de atún blanco en aceite de oliva, escurrido
- ½ taza de cebolla roja picada
- ½ taza de pimiento rojo picado
- ½ taza de pepino picado
- ¼ de taza de pasas golden
- ¼ de taza de cilantro picado
- 1 aguacate, picado

Aderezo de cúrcuma con vinagre de sidra de manzana

- ¼ de taza de vinagre de sidra de manzana
- 1 cucharada de miel de maple natural
- 1 cucharada de mostaza Dijon
- 1 cucharadita de cúrcuma
- 1 cucharadita de sal marina
- 1 cucharadita de pimienta
- ¼ de cucharadita de cayena
- ¼ de cucharadita de canela
- 1 pizca de nuez moscada
- ⅓ de taza de aceite de oliva

Preparación

1. Agrega las lentejas, 3 tazas de agua y una pizca de sal en una cacerola mediana. Lleva a ebullición, reduce el fuego, cubre parcialmente y cocina a fuego lento hasta que las lentejas estén

blandas, aproximadamente por 25 minutos. Pásalas por un colador fino y enjuaga rápidamente con agua fría para que se enfríen.

2. Escurre de nuevo, reserva las lentejas y deja enfriar. Este paso se puede hacer con anticipación. Simplemente cocina tus lentejas, enfríalas y guárdalas en el refrigerador hasta que estén listas para hacer la ensalada.
3. En un tazón grande, agrega las lentejas, el atún, la cebolla roja, el pimiento, el pepino, las pasas y el cilantro; revuelve para combinar.
4. En un tazón pequeño o una taza medidora, mezcla el vinagre de sidra de manzana, la miel de maple, la mostaza, la sal de mar, la cúrcuma, la pimienta, la cayena, la canela y la nuez moscada. Bate en aceite de oliva y vierte sobre la mezcla de lentejas y atún.

Hamburguesa vegetariana

- 2 tazas de garbanzos cocidos
- 1 taza de granos de elote
- ½ cucharadita de paprika
- ½ cucharadita de comino
- ¼ de cucharadita de ajo en polvo
- ¼ de cucharadita de pimienta cayena
- 1 cucharadita de sal
- ¼ de taza de harina de quinoa o arroz integral
- Aceite de coco (opcional)
- Pan integral o sin gluten para hamburguesa
- Al gusto: lechuga, jitomate, cebolla, pepinillos, cátsup, salsa

Preparación

1. Combina los garbanzos, el elote, la harina y las especias en un procesador de alimentos hasta que formen una masa.

2. Pon harina en una mesa y divide la mezcla en 4 partes iguales.
3. Utiliza la harina para evitar que la mezcla se pegue, moldea la masa de garbanzo dándole forma de carne de hamburguesa tradicional. Una vez terminadas, colócalas en papel encerado y déjalas en el refrigerador por 30 minutos.
4. En una sartén antiadherente, cuece la «carne» usando fuego medio, por unos 6 u 8 minutos, hasta que se torne de color café en cada lado. Se puede usar aceite de coco para cocerlas.
5. Sirve con el pan de hamburguesa, jitomate, lechuga, cebolla y pepinillos al gusto.

Pollo parmesano

- 600 g de pechuga de pollo deshuesada y sin piel
- 1 huevo
- ¾ de taza de harina de almendra
- 1 cucharadita de paprika
- ½ cucharadita de pimienta cayena
- ½ cucharadita de ajo en polvo
- ½ cucharadita de sal marina
- ¼ de cucharadita de pimienta negra
- 1 taza de marinada, casera o envasada
- ¼ de taza de queso parmesano recién rallado

Preparación

1. Precalienta el horno a 200 °C.
2. Coloca la harina de almendra, la paprika, la cayena, el ajo, la sal de mar y la pimienta negra en un tazón pequeño. Revuelve.
3. Rompe el huevo en otro tazón poco profundo y bate.
4. Sumerge cada pechuga de pollo en el tazón de huevo, limpia cualquier exceso y luego sumérgelo en la mezcla de harina de almendra.

5. Repite el paso anterior hasta que cada pechuga de pollo esté completamente cubierta.
6. Coloca el pollo cubierto en una charola para hornear forrada con papel encerado o en una rejilla de alambre que quepa en una charola para hornear. La rejilla hará que la textura sea más crujiente.
7. Hornea durante 25 o 30 minutos; pero voltea el pollo una vez que esté en la marca de 15 minutos. Cuando esté listo, el pollo estará dorado y completamente cocido.
8. Una vez cocido, cubre cada pechuga con 2 o 3 cucharadas de marinada y 2 cucharaditas de queso parmesano.
9. Regresa el pollo al horno y hornea de 5 a 10 minutos, hasta que la corteza esté dorada y el queso se derrita y burbujee.
10. Puedes acompañar con brócoli asado y pasta integral.

Curry de camarón

- ½ cucharada de aceite de coco o aguacate
- 2 cucharaditas de ajo picado
- 2 cucharaditas de jengibre picado
- 1 pimiento rojo, en rodajas finas
- 1 taza de floretes de brócoli fresco
- 1 lata de leche de coco entera
- 2 cucharadas de pasta de curry rojo
- 300 g de camarones congelados, pelados y desvenados, descongelados
- 1 manojo de cebollines, cortado en trozos de ¼ de pulgada (guarda algunos para decorar)
- ¼ de cucharadita de sal marina
- ¼ de taza de albahaca fresca, picada
- 2-3 rodajas de lima, para decorar
- Arroz integral cocido o quinoa para servir
- Cebollín para decorar

Preparación

1. Calienta el aceite en una sartén grande a fuego medio.
2. Agrega el ajo, el jengibre y el pimiento rojo; cocina durante unos 5 minutos o hasta que esté fragante.
3. Agrega el brócoli, la leche de coco, la pasta de curry y la sal; revuelve y deja hervir la mezcla durante unos 5 minutos.
4. Agrega los camarones y el cebollín a la sartén; revuelve y cocina por 5 minutos.
5. Retira la sartén del fuego y agrega la albahaca fresca.
6. Sirve el curry sobre arroz integral cocido, quinoa o una mezcla de ambos. Adorna cada porción con cebollín y una rodaja de lima.

Salmón al pesto

Ingredientes para el pesto de albahaca

- 1 taza de hojas de albahaca fresca
- 1 diente de ajo
- 2 cucharadas de piñones o semillas de calabaza
- ½ taza de queso parmesano
- 2 cucharadas de aceite de oliva

Ingredientes para el bowl *de salmón*

- 3-4 filetes de salmón
- Sal marina y pimienta molida
- 4 tazas de quinoa o arroz integral, previamente cocidas
- ¼ de taza de agua
- 3-4 puñados grandes de arúgula
- 2 cucharadas de eneldo picado, para decorar
- 2 cucharadas de cilantro picado, para decorar
- 2 tazas de chícharos pequeños

- ½ pepino, en rodajas finas
- 1 aguacate, en rodajas
- ½ taza de cebollas cambray, picadas
- Piñones, para decorar

Preparación

1. Precalienta el horno a 200 °C.
2. Para hacer el pesto agrega albahaca, ajo y piñones en un procesador de alimentos. Procesa hasta que esté finamente picado. Con la máquina funcionando, lentamente, rocía el aceite de oliva y procesa hasta que la mezcla esté suave. Agrega el queso y procesa por un tiempo muy breve, el suficiente para combinar todo. Retira 3 cucharaditas del procesador de alimentos y reserva para más tarde.
3. Agrega los filetes de salmón a una charola para hornear y espolvorea con un poco de sal marina y pimienta recién molida. Extiende la salsa pesto encima de cada filete. Hornea los filetes preparados en el horno precalentado de 12 a 15 minutos o hasta que el pescado esté completamente cocido y se desmenuce fácilmente con un tenedor.
4. Mientras se hornea el pescado, agrega las tazas de quinoa o arroz a una sartén grande con las 3 cucharaditas de pesto y ¼ de taza de agua. Cocina a fuego medio durante 2 o 3 minutos y luego agrega la arúgula fresca, los chícharos, el eneldo y el cilantro. Mezcla y calienta hasta que las semillas y los chícharos estén tibios y la arúgula se haya marchitado un poco.
5. Para servir, agrega una base de la mezcla de semillas y verduras a cada tazón, cubre con pepino, aguacate y un filete de pescado al horno. Agrega piñones picados encima de cada filete para adornar y espolvorea cada tazón con cebolla cambray, eneldo fresco, cilantro y pimienta molida. Sirve inmediatamente.

Albóndigas de pavo y espinaca

- 1 kg de pavo molido
- 1 cebolla amarilla mediana, finamente picada
- ¼ de taza de zanahoria finamente picada
- 3 tazas de espinacas tiernas, finamente picadas
- 1 cucharada de ajo en polvo
- 1 cucharada de albahaca fresca o 1 cucharadita de albahaca seca
- 1½ cucharaditas de sal marina
- 1 cucharadita de pimienta
- Aceite de oliva o de aguacate en aerosol

Preparación

1. Precalienta el horno a 190 °C.
2. Asegúrate de que la cebolla, la zanahoria y la espinaca estén finamente picadas, ya que no se necesitan grandes trozos de verduras en las albóndigas.
3. Toma un tazón grande y agrega el pavo, las verduras picadas y las especias. Combina suavemente; usa las manos si es necesario.
4. Enrolla la mezcla de carne en bolas y colócalas en una charola antiadherente para hornear, rociada con aceite de oliva en aerosol.
5. Hornea hasta que el exterior esté ligeramente dorado y el centro ya no esté rosado, aproximadamente por 25 minutos. Sirve tibio.
6. Para una versión vegana de las albóndigas, sigue la siguiente receta.

Albóndigas veganas

- 2 tazas de lentejas rojas limpias
- 4 tazas de agua

- ½ cebolla picada
- 3 dientes de ajo picados
- 1 zanahoria en tiras
- 1 tallo de apio picado
- 2 tazas de pan molido sin gluten
- 2 cucharadas de linaza molida y 2 cucharadas de agua tibia
- 2 cucharadas de salsa tamari o de soya
- 1 cucharadita de ajo en polvo
- Orégano, albahaca, paprika y chile en polvo

Preparación

1. Combina la linaza y el agua para que obtengas una consistencia gelatinosa.
2. Toma las lentejas y agrega las tazas de agua en una cazuela grande hasta que hiervan. Después cocina a fuego lento por 20 minutos aproximadamente o hasta que las lentejas absorban el agua.
3. Toma la cebolla, el ajo, el apio y la zanahoria; agrega ¼ de taza de agua en otra cacerola y cuece a fuego lento hasta que esté ligeramente guisado. Después, agrega la salsa de soya y los condimentos, y revuelve.
4. Cuando las lentejas estén cocidas, ponlas en un procesador de alimentos; agrega la cebolla, el ajo, el apio y la zanahoria, y procesa hasta que estén combinadas. Luego, incorpora la mezcla de linaza y añade lentamente el pan molido, un cuarto de taza a la vez.
5. Una vez que todo esté combinado, sírvelo en un tazón grande y déjalo en el refrigerador por una hora o hasta que esté frío. Una vez que se enfríe, toma una cuchara y haz las albóndigas. Se pueden servir así y con pasta de arroz integral.

Fajitas de arrachera

- 3 pimientos morrones de diferentes colores, sin semillas y rebanados
- 1 cebolla amarilla o roja mediana, en rodajas
- 600 g de arrachera de libre pastoreo u orgánica, cortada en tiras pequeñas
- 2 cucharadas de aceite de oliva
- 3 dientes de ajo, picados
- 2 cucharaditas de chile en polvo
- 1 cucharadita de comino
- 1 cucharadita de paprika
- 1 cucharadita de ajo en polvo
- 1 cucharadita de cebolla en polvo
- 1 cucharadita de orégano
- 1 cucharadita de sal marina fina
- ½ cucharadita de pimienta molida
- Jugo de 1 limón (aproximadamente 2 cucharadas)
- ¼ de taza de cilantro fresco picado, y más para cubrir si lo deseas
- 8 tortillas de harina o maíz
- Ingredientes opcionales: salsa o pico de gallo, crema agria o yogur griego entero, guacamole o aguacate, queso rallado y salsa picante

Preparación

1. Precalienta el horno a 220 °C.
2. Agrega los pimientos, la cebolla y la arrachera en un tazón. Mezcla con el aceite, el ajo y las especias.
3. Extiende la mezcla sobre una charola para hornear grande y cocina de 15 a 20 minutos; revuelve cuando hayan pasado 10 minutos. Puedes aumentar el calor para asar durante los últimos 2 a 3 minutos.

4. Cubre la mezcla de arrachera con cilantro fresco y rocía jugo de limón. Mezcla para combinar.
5. Sirve en tortillas calientes con los ingredientes adicionales de tu elección. Recomiendo guacamole y salsa picante.

SOPAS, ENSALADAS Y ADEREZOS

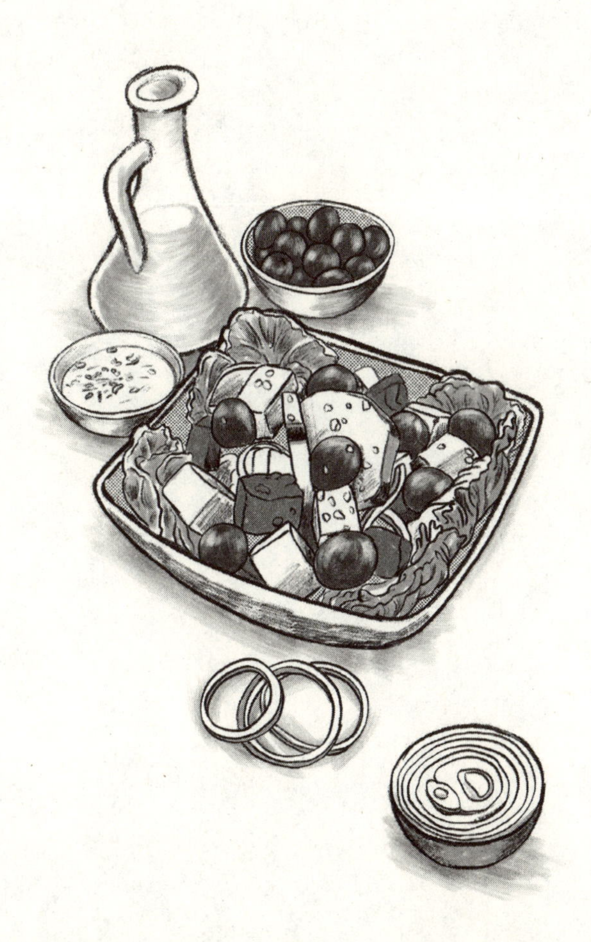

SOPAS

Estas sopas son superfáciles de digerir. Son balanceadas, completas y deliciosas. Las puedes usar como complemento de tus comidas o simplemente hacer una porción grande y usarla como platillo principal.

Sopa de col con lentejas

- ½ cucharada de aceite de oliva
- 1 taza de cebolla picada
- 3 dientes de ajo picado
- 1½ cucharadas de vinagre de sidra de manzana, cantidad dividida
- 1 cucharadita de albahaca seca o ¼ de taza de albahaca fresca
- 1 hoja de laurel
- ¼ de cucharadita de sal marina, y un poco más al gusto
- ¼ de pimienta molida, y un poco más al gusto
- 4 tazas de caldo de verduras bajo en sodio
- ½ kg de jitomates pelados enteros en lata, cortados con las manos
- ½ cabeza de col verde o col rizada
- 1⅓ tazas de lentejas verdes o marrones cocidas
- 1 cucharadita de pasta de miso blanco

Preparación

1. En una olla grande para sopa, calienta el aceite a fuego medio.

2. Agrega las cebollas; cocina y revuelve hasta que estén tiernas y fragantes; aproximadamente, 5 minutos.
3. Agrega el ajo, la hoja de laurel, la albahaca, la sal y la pimienta, y cocina por 2 o 3 minutos más. Agrega 1 cucharada de vinagre de sidra de manzana.
4. Agrega el caldo, los jitomates enlatados y la col. Lleva a hervir.
5. Reduce el fuego y cocina a fuego lento durante al menos 30 minutos.
6. Agrega las lentejas y cocina a fuego lento durante 20 minutos más.
7. Retira del fuego y agrega la pasta de miso y el vinagre restante.
8. Prueba y sazona con sal y pimienta si es necesario.
9. Sirve caliente con una ensalada, pan o galletas saladas.

Tip: las sobras se pueden mantener en el refrigerador durante 3 o 4 días, o puedes congelar la sopa hasta por 3 meses.

Sopa de frijoles

Para 1 o 2 porciones

- 2½ tazas de frijoles negros secos, remojados y enjuagados
- ½ cucharada de aceite de oliva
- 1 cebolla grande, picada
- 4 zanahorias, picadas
- 4 dientes de ajo, finamente picados
- 1 cucharada de comino molido
- 1 cucharada de chile en polvo molido
- 1 cucharadita de pimienta cayena
- 1 cucharadita de albahaca seca
- 1 cucharadita de orégano seco
- 1 hoja de laurel

- 1 pizca de canela
- ½ cucharadita de sal marina, y poco más al gusto
- ½ cucharadita de pimienta negra molida, y poco más al gusto
- 8 tazas de caldo de verduras
- Para servir: cilantro fresco picado, aguacate y gajos de lima

Preparación

1. Remoja los frijoles durante la noche o alrededor de 8 a 12 horas. Escurre y enjuaga.
2. En una olla grande para sopa, calienta el aceite a fuego medio. Agrega las cebollas, las zanahorias y el ajo. Sazona con un poco de sal marina y cocina. Revuelve con frecuencia hasta que las cebollas estén transparentes y comiencen a dorarse, aproximadamente durante 10 minutos.
3. Agrega todos los demás ingredientes a la olla, excepto la lima, el cilantro y el aguacate.
4. Revuelve para asegurarte de que todo esté incorporado.
5. Lleva la mezcla a ebullición antes de reducir el fuego a medio. Deja que la sopa hierva a fuego lento durante aproximadamente 2.5 a 3 horas, o hasta que los frijoles estén tiernos y cremosos.
6. Retira la hoja de laurel.
7. En este punto, puedes mantener los frijoles enteros o hacer puré con una licuadora de inmersión o una licuadora tradicional hasta obtener la textura deseada.
8. Prueba la sopa; sazona con sal y pimienta si es necesario. Sirve la sopa en tazones y decora con aguacate y cilantro. Añade una rodaja de lima para decorar.

Sopa mexicana de camote y pollo

- 450 g de pechuga de pollo deshuesada y sin piel, picada en cuadritos del tamaño de un bocado
- 1 cucharadita de orégano seco
- 1½ cucharaditas de sal marina, la cantidad dividida
- 1 cucharadita de pimienta negra molida
- 5 chiles guajillos secos, sin tallos ni semillas
- ½ cebolla amarilla, picada gruesa
- 4 dientes de ajo
- ¼ de cucharadita de comino molido
- ⅛ de cucharadita de clavo molido
- 2 cucharadas de aceite de oliva virgen extra
- 1 litro de caldo de pollo o de vegetales
- 1 camote mediano, pelado y picado en trozos pequeños
- ½ coliflor pequeña, partida en floretes del tamaño de un bocado
- 1-2 tazas de espinacas tiernas
- Para cubrir: aguacate, rábanos, cilantro, limón

Preparación

1. Sazona el pollo con el orégano, 1 cucharadita de sal marina y pimienta negra. Deja de lado por un momento.
2. Agrega los chiles guajillos secos en una cacerola y cubre con agua (al menos 1 taza).
3. Lleva a ebullición, reduce a fuego lento y cocina durante unos 10 minutos, o hasta que los chiles se hayan ablandado.
4. Agrega los chiles y ¾ de taza de agua de la cacerola a una licuadora de alta potencia.
5. Agrega la cebolla, el ajo, el comino, los clavos y ½ cucharadita de sal; mezcla hasta que esté suave.
6. Agrega aceite a una cacerola grande a fuego medio. Agrega el puré de chiles a la cacerola y reduce el fuego a medio-bajo.

7. Cocina, sin tapar, revolviendo con frecuencia, hasta que espese; aproximadamente, por 10 minutos.
8. Agrega el caldo, los cuadritos de pollo sazonados, el camote y la coliflor a la cacerola.
9. Cubre y cocina a fuego lento hasta que el pollo esté tierno y cocido, y el camote, completamente cocido, esto debería tomar alrededor de 10 a 15 minutos.
10. Agrega las espinacas tiernas hasta que se ablanden. Sazona con sal extra si es necesario.
11. Reparte la sopa en tazones y cubre con aguacate, rábanos en rodajas y cilantro. Sirve con una rodaja de limón para exprimir encima.

Sopa détox de amor

- 2 cucharadas de aceite de oliva o de aguacate
- 1 cebolla amarilla grande, picada
- 2 zanahorias grandes, picadas en rodajas
- 2 tallos de apio, en rodajas finas
- 4 dientes de ajo, picados
- 1 cucharada de jengibre, recién rallado
- 2 cucharadas de cúrcuma, recién rallada
- ¼ de cucharadita de pimienta cayena
- 1 cucharadita de sal marina
- ½ cucharadita de pimienta molida
- 1 pimiento rojo grande, en rodajas finas
- 400 g de pechuga de pollo
- 6 tazas de caldo de verduras
- 1 lata de leche de coco, de aproximadamente 400 ml
- 1 manojo de kale, picado en trozos grandes
- 2 cucharadas de jugo de limón
- 1 cucharada de tamari, aminos de coco o salsa de soya
- ¼ de taza de cilantro fresco, y más para cubrir

Preparación

1. En una olla grande, agrega aceite. Una vez caliente, agrega la cebolla, las zanahorias, el apio y saltea durante 5 o 6 minutos; revuelve ocasionalmente.
2. Agrega ajo, jengibre, cúrcuma, cayena, sal y pimienta. Saltea por 1 minuto más.
3. Agrega el pimiento, el caldo de verduras, la leche de coco y el pollo a la olla.
4. Lleva la mezcla a ebullición, reduce el fuego a lento, y cubre.
5. Cocina a fuego lento durante unos 20 minutos o hasta que el pollo esté completamente cocido. Cuando el pollo esté listo, retíralo de la olla y desmenúzalo con dos tenedores.
6. Mientras tanto, agrega el kale y cocina a fuego lento durante 3 o 4 minutos, o hasta que comience a marchitarse.
7. Con cuidado, vuelve a colocar el pollo desmenuzado en la sopa y agrega el cilantro fresco, el tamari y el jugo de limón.
8. Sirve con cilantro picado encima.

Sopa de quinoa y vegetales

- 1 cucharada de aceite de aguacate o aceite de oliva
- 1 cebolla amarilla mediana, picada
- 4 dientes de ajo, picados
- 2 zanahorias grandes, peladas y picadas
- 2 tallos de apio, picados
- ½ taza de champiñones mixtos, picados
- 1 taza de quinoa, sin cocer
- 1 calabacita grande, picada
- 1 taza de camote pelado y picado
- 4 tazas de caldo de verduras
- 2 tazas de agua

- 1 lata de jitomates cortados en cubitos
- 1 cucharada de jugo de limón
- 2 cucharaditas de orégano seco
- ½ cucharadita de mejorana seca
- ½ cucharadita de tomillo seco
- ½ cucharadita de pimienta molida
- 1 cucharadita de sal marina, y un poco más al gusto
- 2 tazas de kale picado
- Queso parmesano rallado, para cubrir

Preparación

1. Saltea el aceite a fuego medio. Cocina la cebolla y el ajo hasta que las cebollas estén translúcidas y fragantes. Agrega las zanahorias, el apio y los champiñones, y saltea de 5 a 10 minutos más.
2. Agrega las verduras salteadas y todos los ingredientes restantes, excepto el kale y la calabacita, en la olla de cocción lenta.
3. Cocina a fuego alto durante 4 horas, o fuego bajo durante 6 u 8 horas, o hasta que la quinoa esté completamente cocida.
4. Agrega la calabacita y la col rizada unos 30 minutos antes de que la sopa termine de cocinarse.
5. Prueba la sopa antes de servir. Sazona con sal y pimienta si es necesario. Reparte la sopa en tazones y cubre con queso si la así lo deseas.

Tip: deja que la sopa se enfríe por completo, puedes guardarla en un recipiente hermético, en el refrigerador, durante 1 semana, o en el congelador, hasta por 3 meses.

Sopa minestrone

Para 1 o 2 porciones

- 1 taza de pasta ditalini o pasta de concha pequeña
- 2 cucharadas de aceite de oliva virgen extra, la cantidad dividida
- 1 cebolla amarilla mediana, picada
- 2 zanahorias grandes, peladas y picadas
- 2 tallos de apio, picados
- 1 papa dorada mediana, pelada y picada
- 3 dientes de ajo, picados
- 1 cucharadita de albahaca seca
- 1 cucharadita de tomillo seco
- 1 cucharadita de orégano seco
- 1 lata de jitomates, cortados en cubitos asados al fuego
- 6 tazas de caldo de verduras bajo en sodio
- 1 hoja de laurel
- 1 cucharadita de sal marina, y un poco más al gusto
- 1 cucharadita de pimienta negra, y un poco más al gusto
- 1 pizca de pimiento rojo triturado
- 1 taza de ejotes verdes, cortados en trozos
- 1 calabacita mediana, picada en cubos pequeños
- 4 tazas de frijoles rojos cocidos, escurridos y enjuagados
- 3 tazas de espinacas
- 1 cucharada de jugo de limón
- ¼ de taza de perejil fresco, picado, y un poco más para servir
- Queso parmesano recién rallado para servir

Preparación

1. Calienta 1 cucharada de aceite de oliva a fuego medio. Agrega la cebolla, las zanahorias, el apio y la papa, y cocina hasta que las cebollas estén translúcidas y fragantes; aproximadamente, por 7 minutos.

2. Agrega el ajo, la albahaca, el tomillo y el orégano y saltea de 2 o 3 minutos más.
3. A continuación, agrega los jitomates cortados en cubitos, el caldo de verduras, la hoja de laurel, el pimiento rojo, la sal y la pimienta. Lleva a ebullición y baja el fuego a medio-bajo. Tapa y deja cocer a fuego lento durante unos 15 minutos.
4. Retira la tapa y agrega los ejotes verdes, la calabacita, los frijoles y la pasta. Continúa cocinando a fuego lento sin tapar durante 10 o 12 minutos, o hasta que la pasta esté al dente y las verduras estén tiernas.
5. Retira la olla del fuego. Quita la hoja de laurel y agrega las espinacas, el jugo de limón, el aceite restante y el perejil fresco.
6. Prueba y sazona con más sal, pimienta y especias adicionales al gusto.

Sopa clásica de verduras

- 8 zanahorias
- 5 tallos de apio
- 1 pieza de poro
- 1 cabeza de brócoli
- 1 calabaza
- 1 taza de hongos
- ½ cebolla
- 3 tazas de agua y 3 tazas de caldo de verduras orgánico
- ½ chile serrano o jalapeño (opcional)
- Sal al gusto

Preparación

1. Pica todos los ingredientes y colócalos en una olla hasta que empiecen a hervir.

2. Reduce el fuego, cubre la olla y déjalos cocer otros 10 minutos.

Tip: puedes servirla así o licuarla también.

Sopa de jitomate y albahaca

- 2 kg de jitomate, cortados por la mitad a lo largo
- 6 dientes de ajo, pelados y picados en trozos grandes
- ¼ de taza de aceite de oliva, dividido
- 1 cucharadita de sal marina, dividida, y un poco más al gusto
- ½ cucharadita de pimienta negra molida, dividida, y un poco más al gusto
- 2 cebollas amarillas medianas, picadas
- 1 cucharadita de condimento italiano
- 2 tazas de caldo de verduras (o más, dependiendo de qué tan espesa quieras la sopa)
- 2 tazas de hojas de albahaca fresca
- Queso parmesano rallado, vegano si es necesario
- Hojas de albahaca, para decorar
- Pan crujiente (de masa madre), para servir

Preparación

1. Agrega los jitomates y el ajo a un tazón grande y revuélvelos con 3 cucharadas de aceite de oliva.
2. Extiende los jitomates y el ajo en la charola para hornear preparada, en una sola capa, y espolvorea con ½ cucharadita de sal y ½ cucharadita de pimienta. Asa durante 40 minutos.
3. Mientras los jitomates se asan, en un horno holandés o en una olla grande, calienta la cucharada restante de aceite de oliva a fuego medio. Agrega las cebollas picadas, ½ cucharadita de sal y ¼ de cucharadita de pimienta.

4. Saltea y revuelve, ocasionalmente, hasta que las cebollas estén transparentes y comiencen a dorarse y caramelizarse; aproximadamente, por 20 minutos.
5. Una vez que las cebollas estén caramelizadas, agrega el condimento italiano y el caldo de verduras. Deja cocer a fuego lento de 5 a 10 minutos.
6. En este punto, tus jitomates deben estar asados. Retira del horno y deja que se enfríen un poco antes de pasar los jitomates, junto con el ajo y los jugos, al horno holandés.
7. Baja el fuego, agrega albahaca fresca y usa una licuadora de inmersión para mezclar la sopa hasta que quede suave. Si no tienes una licuadora de inmersión, puedes usar una normal.
8. Agrega cuidadosamente la sopa a tu licuadora y mezcla hasta que quede suave o hasta que alcance la consistencia deseada. Es posible que debas hacer esto por partes, según el tamaño de tu licuadora.
9. Prueba y agrega sal, pimienta y más caldo de verduras si lo deseas, para alcanzar tu consistencia preferida.
10. Cuando esté lista para servir, divide la sopa en 4 tazones. Adorna con albahaca fresca y sirve con queso parmesano, así como con pan de masa madre crujiente.

Sopa de noodles con pollo

- 2 cucharadas de aceite de oliva
- 1½ tazas de zanahorias, peladas y cortadas en rodajas pequeñas
- 1 taza de apio, picado
- 1 cebolla amarilla, pelada y cortada en cubitos
- 2 dientes de ajo, picados
- 3 litros de caldo de pollo bajo en sodio, y más si se desea
- 2 hojas de laurel

- 1 cucharadita de tomillo fresco o ½ cucharadita de tomillo seco
- ½ cucharadita de orégano seco
- 1 cucharadita de pimienta, y un poco más al gusto
- 1 cucharadita de sal marina, y un poco más al gusto
- 4 tazas de fideos de huevo anchos y crudos
- 3 tazas de pollo cocido desmenuzado
- ¼ de taza de hojas frescas de perejil de hoja plana, finamente picadas

Preparación

1. Llena una olla grande con agua y una vez que el agua esté hirviendo, cocina los fideos de huevo de acuerdo con lo que indique el paquete. Escurre y reserva.
2. En una olla grande aparte o en un horno holandés, agrega el aceite y calienta a fuego medio-alto para calentar. Añade las zanahorias, el apio y la cebolla al horno holandés, y saltea durante 7 minutos, aproximadamente, o hasta que las verduras comiencen a ablandarse. Revuelve de manera intermitente.
3. Agrega el ajo y saltea durante 1 o 2 minutos.
4. Añade el apio picado y cortado en cubitos, las zanahorias y la cebolla.
5. Agrega el caldo de pollo, las hojas de laurel, el tomillo, el orégano, la pimienta, la sal, y lleva a ebullición. Deja que la mezcla hierva suavemente durante unos 5 minutos o hasta que las verduras estén tiernas.
6. Agrega el pollo desmenuzado, el perejil, el jugo de limón, si gustas. Hierve de 1 a 2 minutos, o hasta que el pollo esté bien caliente.
7. Prueba la sopa y agrega sal al gusto. Esto variará según qué tan salada sea la marca de caldo de pollo utilizada. Realiza los

ajustes necesarios de condimento (es decir, más pimienta, hierbas, etc.) y retira las hojas de laurel.

8. Cuando esté lista para servir, agrega, aproximadamente, ⅔ de taza de fideos cocidos en un recipiente, vierte la sopa y sirve de inmediato.

ENSALADAS

Disfruta de estas ensaladas a la hora de la comida o cena. Pueden funcionar como una comida entera o un acompañamiento, dependiendo de tu nivel de hambre y del tamaño de la ensalada. Todas ellas te van a proporcionar muchísimos nutrientes; ayudarán a limpiar tu sistema digestivo, alcalinizar tu sangre y optimizar tu metabolismo por su gran cantidad de enzimas. Puedes agregarle o quitarle algunos ingredientes dependiendo de tu gusto, siempre y cuando sean alimentos en su estado natural. Para hacerlas más deliciosas, puedes añadir cualquiera de los aderezos que se incluyen en el recetario.

Ensalada de pasta y pesto

Ingredientes para pesto vegano de nueces

- 1 taza de arúgula bebé
- 1 taza de albahaca fresca
- ⅓ de taza de aceite de oliva virgen
- Jugo de un limón
- 1 diente de ajo
- ¼ de cucharadita de sal marina, y un poco más al gusto
- ½ taza de nueces crudas

Ingredientes para ensalada de pasta

- 500 g de pasta rotini
- 1 taza de chícharos descongelados o regulares
- 1 taza de jitomates cherry picados

- 1 taza de arúgula tierna fresca
- ¼ de taza de nueces, tostadas y picadas
- Sal marina y pimienta, al gusto
- 1 cucharada de aceite de oliva, opcional

Preparación

1. Prepara la salsa de pesto agregando arúgula, albahaca, aceite de oliva, jugo de limón, ajo y sal en un procesador de alimentos y mezcla hasta que quede suave.
2. Agrega las nueces y detente hasta que las nueces estén molidas, con la consistencia deseada. Dejar de lado.
3. Cocina la pasta según las instrucciones del paquete. Enjuaga con agua fría y escurre. Deja que la pasta se enfríe durante 5 o 10 minutos.
4. Agrega la pasta a una ensaladera grande y mezcla con los chícharos, los jitomates, la arúgula, las nueces tostadas y el aceite de oliva.
5. Agrega el pesto, comenzando con ½ taza.
6. Prueba y agrega más pesto si lo deseas.
7. Prueba y sazona abundantemente con sal y pimienta.

Tip: la ensalada de pasta se puede servir inmediatamente, fría o a temperatura ambiente.

Ensalada de pasta mediterránea

- 1 taza de pasta integral sin cocer
- 4 tazas de espinacas tiernas frescas, picadas
- ⅓ de taza de jitomates deshidratados, picados
- 1 taza de pepino, cortado en cubitos
- 10 aceitunas kalamata, sin hueso y picadas

- ½ taza de frijoles cannellini u otro frijol blanco
- ¾ de cucharadita de orégano seco
- Sal marina y pimienta negra
- ½ taza de queso feta desmoronado
- Para aderezo balsámico: ¼ de taza de vinagre balsámico, 1½ cucharadas de miel de maple, 1 cucharadita de mostaza Dijon, 1 diente de ajo, picado, ½ cucharadita de sal marina, 3 cucharadas de aceite de oliva

Preparación

1. Pon a hervir una cacerola con agua a fuego alto.
2. Agrega la pasta y cocina de acuerdo con las instrucciones del paquete hasta que esté al dente.
3. Escurre y enjuaga la pasta con agua fría hasta esté a temperatura ambiente. Después cámbiala a un tazón grande.
4. Mientras la pasta se cocina, prepara el aderezo usando una licuadora o batidora y combina todos los ingredientes.
5. Agrega las espinacas, los jitomates, el pepino, las aceitunas, los frijoles y la pasta, y revuelve.
6. Agrega la mitad del aderezo balsámico y revuelve nuevamente.
7. Pruébala y agrega más aderezo si es necesario.
8. Sazona con sal marina y pimienta negra.
9. Sirve a temperatura ambiente y espolvorea queso feta.

Ensalada de brócoli con tocino

- 5 tazas de floretes de brócoli picados y cocidos (aproximadamente son 2 cabezas grandes)
- 3 rebanadas de tocino de pavo o vegano
- ½ taza de semillas de girasol
- ½ taza de pasas

- ⅓ de taza de cebolla roja picada
- ¾ de taza de yogur griego natural o yogur de nuez de la India, sin endulzar
- 1½ cucharadas de vinagre de sidra de manzana
- 1 cucharada de miel
- 1 cucharada de agua
- ⅛ de cucharadita de sal
- ⅛ de cucharadita de pimienta negra
- Ajo en polvo

Preparación

1. Cocina el tocino de acuerdo con las instrucciones del paquete.
2. En un tazón pequeño, mezcla el yogur, el vinagre de sidra de manzana, la miel, el agua, la sal, la pimienta y el ajo en polvo.
3. Agrega el brócoli previamente cocido, las semillas de girasol, las pasas, la cebolla roja y el tocino al tazón, y revuelve hasta que estén bien combinados.
4. Cubre el recipiente y enfría en el refrigerador.
5. Deja reposar durante al menos 3 o 4 horas antes de servir.

Tip: si la dejas reposando toda la noche, la ensalada sabrá mejor después de haber tenido tiempo de reposar.

Ensalada mexicana

- 4 mazorcas de maíz dulce fresco o 1 bolsa de maíz congelado
- ½ taza de cebolla roja picada
- 1 jalapeño, sin semillas y cortado en cubitos (alrededor de 1 cucharada)
- 2 dientes de ajo, picados
- ¼ de taza de queso cotija, y un poco más para cubrir (también funciona el queso feta o parmesano)

- 2 cucharadas de yogur griego natural
- 2 cucharadas de mostaza
- Jugo de 1 limón, aproximadamente 2 cucharadas
- ½ cucharadita de chile en polvo
- ½ cucharadita de paprika
- ¼ de cucharadita de sal marina
- ¼ de cucharadita de pimienta molida
- ⅓ de taza de cilantro fresco picado, y un poco más para cubrir

Preparación

1. Quita las hojas a las mazorcas de elote y precalienta la parrilla a fuego medio-alto.
2. Cepilla las mazorcas con aceite de oliva y cocina a la parrilla durante, aproximadamente, 2 minutos de cada lado.
3. Retira de la parrilla y deja enfriar. Luego, usa un cuchillo para desprender los granos de maíz y ponlos en un tazón.
4. Si estás usando maíz congelado, pon los granos congelados en un colador. Ponles agua hasta que se descongelen. Escurre bien. O colócalos en una sartén a fuego medio y cocina hasta que estén tibios.
5. Agrega los granos de maíz, la cebolla, el ajo, el jalapeño y el queso cotija a un tazón grande. Mezcla para combinar.
6. En un tazón pequeño, mezcla el yogur, la mostaza, el jugo de limón, el chile en polvo, la paprika, la sal marina, la pimienta y el cilantro hasta que se mezclen.
7. Rocía el aderezo sobre los ingredientes de la ensalada y revuelve para combinar.
8. Cubre con cilantro y queso.
9. Sirve de inmediato o enfría en el refrigerador hasta que esté listo para servir.

Tip: esta ensalada se puede servir tibia o fría. Las sobras se pueden mantener en el refrigerador durante 3 o 4 días.

Ensalada arcoíris

- 10 tazas de camote (aproximadamente, 3 piezas grandes, picadas uniformemente en trozos pequeños)
- 1 cucharada de aceite de aguacate o de oliva
- 1 cucharadita de sal marina
- ½ taza de espinacas tiernas, picadas
- ½ taza de cebolla morada, picada en cuadritos muy pequeños
- 2 cucharadas de vinagre de sidra de manzana
- 2 cucharadas de jugo de limón
- ⅓ de taza de arándanos secos
- 1 aguacate, picado en trozos
- ½ cucharadita de sal marina
- Pimienta negra molida, al gusto
- 1-2 cucharadas de semillas de hemp o calabaza, opcional

Preparación

1. Precalienta el horno a 200 °C.
2. Coloca los trozos de camote en un tazón grande; mezcla con aceite y sal marina.
3. Hornea por 30 minutos o hasta que esté bien cocido; voltéalo una vez.
4. Retira del horno y deja que los trozos de camote se enfríen. Este paso se puede hacer con anticipación. Simplemente mantén el camote ya cocido en el refrigerador y completa el paso 2 el día que quieras disfrutar de la ensalada.
5. Mientras se asa el camote, agrega las espinacas picadas, la cebolla, los arándanos secos, el vinagre de sidra de manzana y el jugo de limón en un tazón grande.

6. Agrega trozos de camote ya fríos al tazón y revuelve. Agrega suavemente el aguacate y la sal marina.
7. Agrega pimienta molida al gusto. Espolvorea semillas de hemp o calabaza.
8. Sirve inmediatamente o guarda en el refrigerador hasta que la quieras comer. Se puede consumir fría o a temperatura ambiente.

Tip: guarda las sobras en un recipiente sellado hasta por dos días. Si es necesario, agrega un chorrito de jugo de limón antes de servir.

Ensalada de quinoa y garbanzo

- 3 tazas de quinoa cocida
- 2 tazas de garbanzos cocidos
- 1 taza de pepinos picados
- 1 taza de jitomates cherry en cuartos
- ½ taza de pimiento rojo o amarillo picado
- ½ taza de zanahorias picadas
- ¼ de taza de cebolla roja picada
- ¼ de taza de perejil fresco picado
- 2 cucharadas de aceite de oliva
- 1 cucharada de vinagre balsámico de vino tinto o blanco
- 2-3 cucharadas de queso feta
- ½ cucharadita de pimienta molida fresca
- ¼ de cucharadita de sal marina

Preparación

1. Combina todos los ingredientes en un tazón grande. Prueba y agrega más sal y pimienta si es necesario.
2. Sirve sobre tus verduras de hoja verde favoritas y cubre con un poco más de más aceite y vinagre.

Tips: puedes usar garbanzos enlatados porque son muy fáciles de usar. Si no te gustan los garbanzos, puede sustituirlos por otro frijol blanco como los cannellini o los del norte. Puedes usar queso feta vegano para hacer esta ensalada sin lácteos. También puedes usar queso de cabra desmoronado si no eres fanático del feta o no lo tienes a la mano. ¿Quieres agregar un poco de cremosidad y grasas saludables a tu ensalada? ¡Pon un poco de aguacate picado!

Ensalada de kale y fresas

- 6 tazas de kale picado
- 2 tazas de fresas frescas, sin tallo y rebanadas
- 2 tazas de uvas rojas, cortadas a la mitad
- 2 tazas de garbanzos, escurridos y enjuagados
- ½ taza de queso feta, desmoronado
- ¾ de taza de nueces, picadas

Ingredientes para el aderezo

- 1 taza de frambuesas frescas
- 2 cucharadas de miel o miel de maple
- 2 cucharadas de vinagre de vino tinto
- ¼ de taza de aceite de oliva
- 1 cucharada de cebolla, picada
- ¼ de cucharadita de sal marina
- ¼ de cucharadita de pimienta negra molida

Preparación

1. Precalienta el horno a 190 °C.
2. Agrega nueces a una charola para hornear y colócalas en el horno para tostarlas.
3. Revuelve las nueces después de 5 minutos. Deja tostar unos 5 minutos más o hasta que las nueces estén doradas y fragantes.

4. Retira del horno y deja que las nueces se enfríen.
5. Mientras las nueces se tuestan, prepara el aderezo agregando todos los ingredientes en una licuadora y mezclándolos hasta que quede cremoso y suave.
6. Coloca la col rizada en un tazón grande para mezclar; cubre con fresas, uvas, garbanzos, queso feta y nueces.
7. Pon el aderezo de vinagreta de frambuesa sobre la ensalada y mezcla, o divide la ensalada y pon el aderezo para servir aparte.

Ensalada superpoderosa de salmón

- 2 filetes de salmón
- 1 cucharada de aceite de aguacate
- Sal marina y pimienta, al gusto
- 4 tazas de kale, lechuga romana o mezcla primavera
- 2 tazas de camotes asados
- ½ aguacate, en rodajas
- ¼ de taza de cebollas rojas en escabeche
- ¼ de taza de queso feta desmoronado
- 2 cucharadas de semillas de calabaza

Ingredientes para la vinagreta de limón

- ¼ de taza de vinagre de sidra de manzana
- 2 cucharadas de jugo de limón fresco
- 2 cucharadas de agua
- 1 cucharada de mostaza Dijon
- 2 cucharaditas de miel de abeja o miel de maple, o estevia al gusto
- 1 cucharadita de orégano seco o fresco
- 1 diente de ajo, picado
- ½ cucharadita de sal marina
- ¼ de cucharadita de pimienta negra
- 2½ tazas de aceite de oliva, la cantidad dividida

Preparación

1. Prepara las cebollas rojas en escabeche, la vinagreta de limón y hornea los camotes.
2. Sazona los filetes de salmón con sal marina y pimienta molida. Calienta el aceite en una sartén grande (una de hierro fundido funciona muy bien) a fuego medio-alto.
3. Coloca el salmón en la sartén, con la piel hacia arriba durante unos 4 minutos o hasta que la carne esté dorada.
4. Voltea y cocina 4 minutos más, hasta que el salmón esté medio cocido.
5. En una ensaladera, mezcla las verduras con el camote, cebollas rojas en escabeche, queso feta y semillas.
6. Divide entre 2 platos y cubre la ensalada con salmón y aguacate.
7. Rocía con la vinagreta de limón y sazona con sal y pimienta al gusto.

Ensalada de higos, arúgula y queso de cabra

- 6 tazas de arúgula
- 10 higos frescos, en rodajas
- ½ tronco de queso de cabra
- 1 taza de manzanas, picadas
- ¼ de taza de arándanos secos
- ¼ de taza de nueces

Ingredientes para el aderezo balsámico

- ⅓ de taza de vinagre balsámico
- ⅓ de taza de aceite de oliva
- 1 cucharada de miel de maple
- 1 cucharadita de mostaza Dijon
- 1 cucharadita de ajo picado

- ½ cucharadita de sal marina
- 1 cucharadita de albahaca o tomillo frescos (o ½ cucharadita de tomillo seco), opcional

Preparación

1. Prepara el aderezo agregando todos los ingredientes en un tazón pequeño. Revuelve todo hasta que quede suave.
2. Arma las ensaladas colocando en capas la mitad de la arúgula, los higos, el queso, las manzanas, los arándanos y las nueces en dos tazones separados.
3. Rocía con la cantidad deseada de aderezo y sirve.

Ensalada tex-mex

- 1 bolsa de granos de maíz dulces, descongelados
- 2 tazas de frijoles negros, cocidos
- 1 pimiento rojo grande, picado
- ½ cebolla roja grande, finamente picada
- 2 cucharadas de vinagre de vino tinto
- 3 cucharadas de hojas de perejil picadas
- 1 cucharada de aceite de oliva
- 1 cucharadita de sal marina
- ½ cucharadita de pimienta molida fresca

Preparación

1. Combina el maíz, los frijoles negros, el pimiento y la cebolla roja en un tazón grande.
2. Agrega el perejil, el vinagre, el aceite de oliva, la sal y la pimienta.
3. Sirve de inmediato o enfría en el refrigerador hasta que esté listo para servir.

Wrap de aguacate

- 2 aguacates, picados
- ¼ de taza de cilantro, picado
- ¼ de taza de cebolla roja, en rodajas
- 4 jitomates roma, picados

Ingredientes para el aderezo de limón

- 2 cucharadas de aceite de oliva
- Jugo de 1 limón
- 1 cucharadita de miel de maple
- 1 diente de ajo, picado
- ¼ de cucharadita de sal marina

Preparación

1. Coloca todos los ingredientes para el aderezo en un frasco pequeño.
2. Agita o revuelve hasta que todo esté combinado. Agrega sal al gusto.
3. Pica todos los ingredientes de la ensalada y agrégalos a un tazón grande.
4. Cubre con el aderezo, mezcla la ensalada y disfruta.

ADEREZOS

Estos aderezos son 100% naturales, deliciosos y muy fáciles de hacer. Puedes acompañarlos con cualquier ensalada o verduras. Es importante que los conserves en refrigeración, pues, al no contener ningún tipo de conservador, se mantienen frescos solo de 3 a 5 días. ¡Disfruta!

Aderezo de cilantro

- ¼ de taza de aceite de oliva
- 2 cucharadas de jugo de limón
- 2 cucharadas de cilantro fresco, picado
- 2 cucharaditas de ajo picado
- 1 cucharadita de miel de maple
- ½ cucharadita de sal marina
- ¼ de cucharadita de pimienta molida
- ¼ de cucharadita de cilantro molido

Preparación

Agrega todos los ingredientes en una licuadora y mezcla hasta que se combinen. Prueba y agrega más sal y pimienta si es necesario. También puedes batir este aderezo, pero habrá pequeños trozos de ajo picado y cilantro en lugar de un aderezo mezclado de manera homogénea.

Vinagreta de limón

- ¼ de taza de vinagre de sidra de manzana
- 2 cucharadas de jugo de limón fresco
- 2 cucharadas de agua
- 1 cucharada de mostaza Dijon
- 2 cucharaditas de miel de abeja o miel de maple, o estevia, al gusto
- 1 cucharadita de orégano seco, o 1 cucharada de fresco
- 1 diente de ajo, picado
- ½ cucharadita de sal marina
- ¼ de cucharadita de pimienta negra
- 2½ cucharadas de aceite de oliva

Preparación

Bate el vinagre de sidra de manzana, el jugo de limón, el agua, la mostaza Dijon, la miel, el orégano seco, el ajo, la sal marina y la pimienta negra en un tazón. Vierte lentamente el aceite de oliva en el tazón y mezcla hasta que esté emulsionado. También puedes mezclar todo en la licuadora o en un frasco.

Vinagre balsámico cremoso

- ¼ de taza de vinagre balsámico
- ¼ de taza de aceite de oliva virgen extra
- ¼ de taza de yogur griego natural o yogur de nuez de la India sin endulzar
- 1 cucharadita de mostaza Dijon
- 1 cucharadita de miel
- ½ cucharadita de ajo en polvo
- ½ cucharadita de sal
- ½ cucharadita de pimienta

Preparación

Bate todos los ingredientes en un tazón pequeño hasta que estén completamente combinados y cremosos. También puedes mezclar todo junto en una licuadora o en una licuadora de inmersión. Guarda las sobras en un recipiente hermético en el refrigerador hasta por cinco días. Si se produce alguna separación durante el almacenamiento, simplemente bate o mezcla durante unos segundos antes de servir.

Aderezo de aguacate

Para 2 tazas

- 1 aguacate, cortado en cubitos
- 1 cucharada cebolla morada, picada
- 4 cucharadas de hierbas frescas picadas (perejil, cilantro, orégano)
- 4 cucharadas de jugo de limón
- ½ diente de ajo picado
- 1 cucharadita de pimienta cayena
- 1 cucharadita de sal marina
- 1½ tazas de agua

Preparación

Licúa todos los ingredientes en una licuadora y sirve o refrigera inmediatamente para evitar la oxidación.

Aderezo de vinagre de sidra de manzana

Para 1 taza

- ¼ de taza de vinagre de sidra de manzana
- ½ taza de aceite de oliva
- 2 cucharaditas de mostaza Dijon
- 1 cucharada de ajo picado
- 1 cucharadita de sal marina, y un poco más si es necesario

- ½ cucharadita de pimienta negra, recién molida, y un poco más si es necesario

Preparación

Bate todos los ingredientes en un tazón pequeño hasta que se combinen. Prueba y agrega más sal y pimienta si es necesario. Guarda la vinagreta en un recipiente hermético en el refrigerador hasta por 1 semana. Si el aceite de oliva se vuelve sólido (esto es normal), simplemente deja reposar el aderezo afuera del refrigerador de 10 a 15 minutos y luego bate o agita para combinar y servir.

Aderezo de tahini con ajo

- ¼ de taza de tahini
- ¼ de taza de vinagre de sidra de manzana
- ¼ de taza de jugo de limón (aproximadamente de 2 piezas grandes)
- ¼ de taza de aminos líquidos de bragg, aminos de coco, tamari bajo en sodio o salsa de soya
- ½ taza de levadura nutricional
- 1 cucharada de ajo picado (aproximadamente 2-3 dientes)

Preparación

Agrega todos los ingredientes en una licuadora y mezcla hasta que se combinen. Este aderezo de tahini se puede mantener fresco en el refrigerador hasta por una semana en un recipiente hermético.

Aderezo griego

- 2 cucharadas de vinagre de vino tinto
- Jugo de 1 limón (alrededor de 2-3 cucharadas)
- 2 dientes de ajo pequeños, picados

- 1 cucharadita de mostaza Dijon
- 1 cucharadita de orégano seco
- ½ cucharadita de sal
- ½ cucharadita de pimienta negra
- ¼ de taza de aceite de oliva

Preparación

Agrega todos los ingredientes para el aderezo, excepto el aceite de oliva, en una licuadora. Mezcla y luego agrega lentamente el aceite de oliva mientras licúas a velocidad lenta. También puedes hacer esto con una licuadora de inmersión o simplemente batir a mano. Puedes guardar el aderezo sobrante en un recipiente hermético, en el refrigerador, hasta por 1 semana. La mezcla podría separarse y solidificarse en el refrigerador. Esto es normal en los aderezos caseros. Simplemente sácalo del refrigerador y deja que alcance la temperatura ambiente durante 5-10 minutos, después agita para combinar y usar.

Aderezo de semillas de hemp

Para 2 tazas

- ¾ de taza de aceite de oliva
- ¼ de taza de jugo de limón
- 2 cucharadas de salsa tamari o salsa de soya
- 1 taza de agua
- 1½ tazas de semillas de hemp
- 1 diente de ajo
- 1 cucharada de jalapeño picado
- ¾ de cucharadita de sal
- Pimienta al gusto
- 3 cucharadas de eneldo picado
- ½ taza de cilantro y ½ taza de perejil, frescos

Preparación

Agrega todos los ingredientes a la licuadora y licúa hasta que queden suaves y cremosos. Refrigera.

Aderezo de mostaza y miel

- 1 limón, en jugo (alrededor de 2-3 cucharadas)
- 2 cucharadas de miel
- 2 cucharadas de mostaza Dijon
- 1 cucharada de vinagre de sidra de manzana
- ½ cucharadita de ajo picado o de chalotes
- ¼ de cucharadita de sal marina
- Pimienta molida, al gusto
- ¼ de taza de aceite de oliva o de aguacate

Preparación

Agrega todos los ingredientes en una licuadora y mezcla hasta que estén todos bien incorporados o, alternativamente, agrega todos los ingredientes en un tazón y mezcla manualmente.

POSTRES

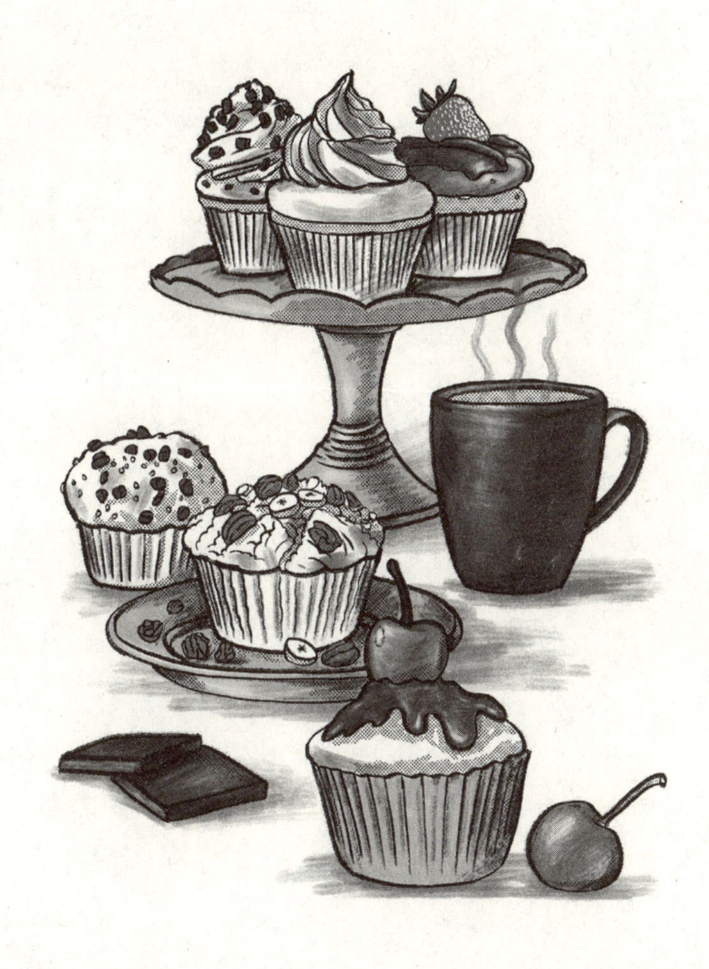

POSTRES

Estos postres son deliciosos, nutritivos, fáciles de preparar y te harán sentir supersaludable. Disfruta de este nuevo estilo de vida con alternativas deliciosas, dulces y, sobre todo, ¡comiendo con libertad, amor y placer!

Pastel de chocolate sin harina

- 1 taza de chispas de chocolate amargo
- ½ taza de aceite de coco solidificado
- ½ taza de azúcar de coco
- 1 pizca de sal marina
- 1 cucharadita de extracto de vainilla
- 3 huevos grandes
- ½ taza de cacao en polvo
- Opcional: azúcar glas y frambuesas para servir

Ingredientes para ganache *de chocolate*

- ½ taza de chispas de chocolate amargo
- ¼ de taza de leche vegetal (almendra, avena o coco)

Preparación

1. Precalienta el horno a 190 °C y engrasa un molde para pastel cuadrado de 20 x 20 cm, aproximadamente.

2. Agrega las chispas de chocolate y el aceite de coco a una cacerola a fuego lento; revuelve constantemente hasta que se derrita por completo. Alternativamente, puedes derretir las chispas de chocolate y el aceite de coco en un recipiente apto para microondas en lapsos de 30 segundos, moviendo hasta que el chocolate se haya derretido.
3. Deja que el chocolate se enfríe un poco, luego agrega azúcar de coco, sal y vainilla, y revuelve para combinar.
4. Bate los huevos y agrega suavemente el cacao en polvo; mezcla para combinar.
5. Vierte la mezcla de chocolate en un molde engrasado o forrado con papel encerado, y hornea de 22 a 25 minutos, o hasta que al insertar un palillo en el centro del pastel, este salga limpio.
6. Deja que el pastel se enfríe durante 10 o 15 minutos antes de retirarlo del molde. Para esto, afloja los bordes con un cuchillo para mantequilla y dale la vuelta con cuidado sobre un plato o una tabla para servir. La parte inferior del pastel ahora será la parte superior del pastel. Deja que se enfríe completamente antes de cubrir y servir.
7. Mientras el pastel se enfría, prepara el *ganache* de chocolate agregando chispas de chocolate a un recipiente apto para microondas. Derrite las chispas de chocolate en el microondas en lapsos de 30 segundos y revolviendo entre cada uno. No debería tomar más de 90 segundos. Una vez que el chocolate se derrita, agrega la leche al tazón y revuelve hasta que esté bien combinado. Vierte el chocolate sobre el pastel enfriado y extiéndelo para cubrirlo.
8. Espolvorea azúcar glas y sirve con frambuesas frescas.

Galletas de chocochips

Para 2 a 3 porciones

- 1¼ de tazas de harina integral para repostería
- 1 cucharadita de bicarbonato de sodio
- ½ cucharadita de sal marina
- ¼ de taza de aceite de coco, líquido
- ¼ de taza de yogur griego, a temperatura ambiente
- ½ taza de azúcar de coco
- 1 cucharadita de extracto de vainilla
- 1 huevo, a temperatura ambiente
- ½ taza de chispas de chocolate amargo, y un poco más para cubrir

Preparación

1. Precalienta el horno a 180 °C y cubre una charola para hornear con papel encerado.
2. En un tazón mediano, combina la harina, el bicarbonato de sodio y la sal marina.
3. En otro tazón grande, mezcla el aceite de coco, el yogur, el azúcar de coco, la vainilla y el huevo.
4. Agrega los ingredientes secos a los húmedos y revuelve hasta que se combinen.
5. Añade las chispas de chocolate a la mezcla de masa para galletas.
6. Usando una cuchara o un cucharón pequeño para galletas, enrolla la masa en bolas del tamaño de una cucharada y colócalas en una charola para hornear ya preparada.
7. Presiona la masa ligeramente hacia abajo en forma de galleta con una cuchara o con los dedos sobre la charola forrada con papel encerado.

8. Cubre con más chispas de chocolate y hornea durante 9 o 10 minutos, o hasta que los bordes estén ligeramente dorados.

9. Las galletas estarán muy blandas al salir del horno, pero se endurecerán después de asentarse, así que asegúrate de dejar que las galletas se refresquen durante 10 minutos antes de moverlas a una rejilla para que se enfríen por completo.

Muffins de zanahoria veganos

- 1⅔ tazas de harina integral para repostería o harina regular
- 1 cucharadita de polvo para hornear
- 1 cucharadita de bicarbonato de sodio
- 1 cucharadita de canela
- 1½ cucharaditas de especias chai
- ½ cucharadita de sal marina
- 1 taza de zanahoria rallada
- ¾ de taza de azúcar de coco
- 2 cucharadas de miel de maple natural
- ½ cucharadita de extracto de vainilla
- 3 cucharadas de aceite de coco derretido
- ½ taza de puré de manzana sin azúcar
- 2 cucharadas de linaza con ¼ de taza de agua
- ½ taza de nueces picadas o frutas secas

Preparación

1. Precalienta el horno a 180 °C.

2. Prepara un molde para *muffins* rociándolo con aceite en aerosol o cubriéndolo con revestimientos de silicona.

3. Bate la linaza con el agua en un tazón pequeño con ayuda de un tenedor y deja reposar durante unos minutos hasta que tenga una consistencia similar a un gel.

4. En un tazón grande, combina los ingredientes secos (harina, polvo para hornear, bicarbonato de sodio, canela, especias chai y sal).
5. En otro tazón mediano, mezcla los ingredientes húmedos y el azúcar (zanahoria, azúcar de coco, miel de maple, vainilla, aceite, puré de manzana y el gel de linaza que preparaste antes).
6. Agrega la mezcla húmeda a los ingredientes secos y revuelve hasta que se combinen.
7. Agrega las nueces encima de la mezcla de *muffins*, aún sin mezclar.
8. Coloca la masa en el molde para *muffins*. Con una cuchara, llena cada cavidad aproximadamente a ¾ de su capacidad. La masa debe ser suficiente para hacer 10 *muffins*.
9. Colócalo en la rejilla central de tu horno.
10. Hornea de 18 a 20 minutos, o hasta que al insertar un palillo en el centro, este salga limpio.
11. Permite que *los muffins* se enfríen antes de retirarlos del horno y servir.

Tip: puedes guardar los *muffins* en un recipiente a temperatura ambiente durante 2 o 3 días; en el refrigerador, hasta por una semana; en el congelador, hasta por 3 meses.

Peanut butter cups

- 1 taza de chispas de chocolate oscuro
- 1 cucharada de aceite de coco derretido

Ingredientes para la capa de peanut butter *natural*

- ½ taza de *peanut butter* natural
- ¼ de taza de miel de maple

- 2 cucharadas de aceite de coco derretido
- 1 pizca de sal marina

Preparación

1. Forra un molde para *muffins* con papel o moldes de silicona.
2. Derrite las chispas de chocolate y el aceite de coco durante 1 minuto en el microondas, revuelve y continúa calentando en intervalos de 30 segundos, hasta que las chispas de chocolate se hayan derretido y el chocolate esté suave.
3. Con ayuda de una cuchara, vierte suficiente chocolate (alrededor de 1 a 2 cucharaditas) para cubrir la parte inferior del revestimiento en cada molde. Coloca la charola en el congelador durante unos 5 o 10 minutos para que el chocolate se asiente.
4. En otro tazón, agrega *peanut butter*, miel, aceite de coco y sal marina. Cocina en el microondas durante, aproximadamente, 15 a 20 segundos o hasta que la mezcla se derrita ligeramente y se pueda verter. Revuelve para combinar.
5. Retira el molde del congelador y vierte la mezcla de *peanut butter* de manera uniforme en cada espacio. Vuelve a colocar en el congelador durante 5 minutos, más o menos.
6. Vierte el chocolate restante sobre cada molde, usando solo lo suficiente para cubrir completamente la capa de *peanut butter*. En este punto, también puedes espolvorear sal marina sobre el chocolate si quieres.
7. Vuelve a colocar el molde en el congelador, aproximadamente, de 30 a 60 minutos para que se asiente por completo. Retira del congelador y guarda en el refrigerador hasta que esté listo para servir.

Tip: guarda las sobras en el refrigerador. Pueden durar, al menos, de 5 a 7 días. Para un almacenamiento más prolongado, guarda los moldes en el congelador hasta por 2 meses.

Galletas de avena

- 2¼ de tazas de avena
- 1 taza de harina de avena
- ½ cucharadita de bicarbonato de sodio
- ½ cucharadita de levadura en polvo
- ½ cucharadita de canela
- ½ cucharadita de nuez moscada molida
- ¼ de cucharadita de sal marina
- 6 cucharadas de aceite de coco, derretido
- 2 cucharadas de puré de manzana
- 1 taza de azúcar de coco (el azúcar morena orgánica también funciona)
- 2 claras de huevo, aproximadamente ⅓ de taza
- 1 cucharadita de extracto de vainilla
- ½ taza de pasas con chocolate amargo, chispas de chocolate o tu mezcla favorita

Preparación

1. Precalienta el horno a 180 °C y rocía dos charolas para hornear con aceite de coco o cubre con papel encerado, y reserva.
2. En un tazón mediano, mezcla la avena, la harina, el bicarbonato de sodio, la levadura en polvo, la canela, la nuez moscada y la sal. Deja de lado esta mezcla.
3. En un tazón grande, en el que puedas usar la batidora a velocidad media, mezcla el aceite, el puré de manzana, el azúcar, las claras de huevo y la vainilla hasta que todo quede esponjoso y suave. Incorpora lentamente la mezcla de avena. Agrega ligeramente las pasas.

4. Con una cuchara o un cucharón para galletas, coloca la masa de galletas en forma de bolitas sobre la charola para hornear. Presiona un poco cada galleta hacia abajo con un tenedor.
5. Hornea durante 10 minutos, o hasta que estén doradas. Las galletas parecerán un poco blandas; no las hornees mucho tiempo o quedarán demasiado crujientes.
6. Retira del horno y deja enfriar sobre una charola durante unos 5 minutos o hasta que comiencen a endurecerse un poco. En este punto, puedes mover las galletas a una rejilla para que se enfríen por completo.

Rice krispies treats veganos

- 4 tazas de cereal crujiente de arroz integral
- 1 taza de crema de almendra natural o *peanut butter*
- 1 taza de miel de maple o de abeja natural

Ingredientes para capa de chocolate

- ½ taza de chispas de chocolate
- 1 cucharadita de aceite de coco

Preparación

1. Engrasa un molde para hornear cuadrado de 9 × 9 cm, aproximadamente, con papel encerado o aceite de coco.
2. Mide el cereal y colócalo en un tazón grande.
3. Coloca la miel y la crema de almendra en una cacerola a fuego lento. Calienta mientras revuelves hasta que la mezcla esté combinada y cremosa, aproximadamente por 3 minutos.
4. Retira del fuego y vierte la mezcla de miel sobre el cereal de arroz y revuelve hasta que todas las piezas de cereal estén bien cubiertas.

5. Traslada la mezcla de cereal de arroz al molde para hornear y presiona firmemente con las manos.
6. Agrega las chispas de chocolate y el aceite de coco en un recipiente apto para microondas y caliéntalo en lapsos de 30 segundos, revuelve hasta que el chocolate se derrita. Solo debería tomarte de 1 a 2 minutos. Una vez derretido, agrega el chocolate encima de los cuadritos de arroz y extiéndelo para crear una capa uniforme.
7. Deja enfriar en el refrigerador durante 1 hora, antes de cortar en cuadrados, y sirve.

Tip: puedes guardar los sobrantes en un recipiente hermético, en el refrigerador, hasta por una semana.

Cheesecake de frambuesa

Ingredientes para la base

- 2 tazas de nuez de macadamia
- 4 a 6 dátiles sin hueso
- ¼ de taza de coco rallado

Preparación

1. Espolvorea el coco en un molde para *cheesecake*.
2. Combina las nueces y los dátiles con un procesador de alimentos. Coloca esta mezcla con el coco en la base del pastel.

Ingredientes para el queso

- 3 tazas de nuez de la India (remojadas en agua por al menos una hora)
- ¾ de taza de jugo limón fresco
- ¾ de taza de miel o néctar de agave

- ¾ de taza de aceite de coco
- 1 cucharada de extracto de vainilla
- 1 pizca de sal marina

Preparación

3. En un procesador de alimentos, mezcla hasta que la consistencia esté suave.
4. Vacía la mezcla en la corteza.
5. Colócala en el refrigerador hasta que se ponga firme; quita la corteza del molde.

Ingredientes para la salsa de frambuesa

- 2 tazas de frambuesas
- 4 a 6 dátiles sin hueso

Preparación

6. Coloca las frambuesas y los dátiles en un procesador de alimentos hasta que estén bien mezclados y agrégalos sobre el resto del pastel.
7. Refrigera por lo menos durante 3 horas antes de servir.

Galletas de harina de coco

- ½ taza de harina de coco
- ¼ de taza de aceite de coco, derretido
- ¼ de taza de miel
- 2 huevos
- ¼ de cucharadita de extracto de vainilla
- ¼ de cucharadita de sal marina
- ¼ de cucharadita de bicarbonato de sodio
- ¼ de taza de chispas de chocolate (opcional)

Preparación

1. Precalienta el horno a 180 °C.
2. Mezcla los ingredientes húmedos: el aceite de coco, la miel, los huevos y la vainilla en un tazón mediano.
3. Mezcla los ingredientes secos: agrega harina de coco, sal y bicarbonato de sodio hasta que todo se combine. Puede parecer un poco floja al principio, pero la masa comenzará a espesarse a medida que la harina de coco absorba el líquido. Agrega las chispas de chocolate.
4. Saca la masa con una cuchara para galletas a fin de formar bolitas y presiona con los dedos.
5. Coloca las galletas en la charola para hornear y hornea durante 12 o 14 minutos, o hasta que el fondo y los bordes de las galletas estén dorados. Retira del horno.
6. Deja que las galletas se enfríen, luego pásalas a una rejilla para hornear y disfruta cuando estén completamente frías.

Tip: guarda las galletas en un recipiente hermético a temperatura ambiente o en el refrigerador. Las galletas pueden durar mucho más (hasta 7 días) almacenadas en el refrigerador.

Cupcakes de vainilla

- ½ taza de leche de almendra, a temperatura ambiente
- 1 cucharadita de vinagre de sidra de manzana
- ½ taza de azúcar de caña
- ¼ de taza de mantequilla, ablandada, a temperatura ambiente
- 2 huevos grandes, a temperatura ambiente
- ¼ de taza de puré de manzana, a temperatura ambiente
- 1 cucharada de extracto de vainilla

- 1⅓ tazas de harina de integral para repostería o harina blanca de trigo o harina regular
- 1 cucharadita de polvo para hornear
- ½ cucharadita de sal

Preparación

1. Precalienta el horno a 180 °C. Cubre un molde para *cupcakes* de 12 tazas con papel o revestimientos de silicona.
2. Bate la leche de almendra y el vinagre de sidra de manzana en un tazón mediano y deja cuajar de 5 a 10 minutos. Reserva.
3. Agrega el azúcar y la mantequilla a un tazón grande para mezclar y bate con una batidora manual a velocidad media hasta que la mezcla quede esponjosa, aproximadamente de 3 a 5 minutos. Alternativamente, puedes usar una batidora de pie.
4. Agrega los huevos, el puré de manzana y el extracto de vainilla, y bate hasta que se mezclen a velocidad media baja.
5. Agrega la mezcla de leche de almendra y vinagre de sidra de manzana a la mezcla de azúcar y mantequilla.
6. Agrega la harina, el polvo para hornear y la sal. Mezcla hasta que se combinen y la masa esté suave.
7. Vierte la masa uniformemente entre 12 moldes para *cupcakes*. Hornea de 16 a 18 minutos, o hasta que al insertar un palillo en el centro, este salga limpio y los bordes de los cupcakes estén ligeramente dorados.
8. Deja que los *cupcakes* se enfríen en el molde durante unos minutos más, luego retíralos y déjalos enfriar completamente sobre una rejilla.

Galletas de proteína

- 1 taza de crema de cacahuate cremosa
- ½ taza de miel de maple natural
- 2 huevos grandes
- ½ taza de polvo de proteína de vainilla vegetal
- ⅓ de taza de chispas de chocolate

Preparación

1. Precalienta el horno a 180 °C. Cubre una charola para hornear con papel encerado.
2. En un tazón, agrega todos los ingredientes, excepto las chispas de chocolate, y revuelve para combinar.
3. Agrega las chispas de chocolate.
4. Usando una cucharada o una cuchara mediana para galletas, saca la masa y haz 16 bolitas. Cada galleta debe tener aproximadamente 2 cucharadas de masa. Aplana con los dedos o un tenedor para crear la forma de galleta.
5. Hornea de 9 a 10 minutos o hasta que los fondos estén dorados. Enfría en una charola para hornear unos minutos antes de moverlas a una rejilla para que se enfríen por completo.

Brownies de proteína

- 1 taza de crema de almendra
- 2 huevos grandes
- ½ taza de miel de maple natural
- ¼ de taza de leche de almendra sin azúcar
- 1 cucharadita de extracto de vainilla
- ½ taza de proteína vegetal de chocolate en polvo
- ¼ de taza de cacao en polvo
- ¼ de cucharadita de sal marina (omite si la mantequilla de almendra está salada)

- 1 cucharadita de polvo para hornear
- ½ taza de chispas de chocolate, y más para cubrir

Preparación

1. Precalienta el horno a 180 °C. Engrasa un molde para hornear de 20 × 20 cm, aproximadamente, con aceite de coco.
2. En un tazón grande, mezcla la crema de almendra, los huevos, la miel de maple, la leche de almendra y el extracto de vainilla.
3. Agrega proteína en polvo, cacao en polvo, sal marina y polvo para hornear en el tazón y revuelve hasta que se combinen. Si notas que tu masa está más seca (lo que podría suceder dependiendo de la crema de almendra o la proteína en polvo que uses), agrega un poco más de leche.
4. Añade las chispas de chocolate.
5. Cambia la mezcla al molde y hornea de 25 a 30 minutos, o hasta que los *brownies* se asienten en el centro y un palillo salga limpio. Deja que los *brownies* se enfríen por completo. Córtalos en cuadrados y disfruta.

Bolitas de cacao con coco

- 1 taza de almendras naturales
- ½ taza de coco rallado
- ½ taza de cocoa en polvo
- ¼ de taza miel de maple natural
- 1 taza de dátiles deshuesados
- ½ cucharadita de extracto de vainilla

Preparación

1. Coloca las almendras en el procesador y mezcla hasta que estén bien picadas en trozos pequeños.

2. Después coloca los dátiles junto con las almendras y procesa hasta que empiecen a formar una masa.
3. Coloca el resto de los ingredientes y procesa hasta que se forma una mezcla homogénea y pegajosa. Puede que tengas que quitar la tapa del procesador varias veces y empujar las orillas con una espátula, para que se vayan combinando los ingredientes más y más. Cuando se forme una masa, deja de procesar.
4. Toma un poco de la masa para formar una bolita con tus manos. Sigue formando bolitas hasta que la masa se acabe. Sirve en un plato y refrigéralas un par de horas.

Pan de plátano vegano

- 1 taza de harina integral para repostería
- 1 taza de harina
- 1 cucharadita de bicarbonato de sodio
- ½ cucharadita de sal marina
- 1½ tazas de puré de plátano (aproximadamente 3 plátanos)
- ½ taza de azúcar de coco
- ⅓ de taza de puré de manzana sin azúcar
- 2 cucharadas de leche vegetal
- 1 cucharadita de extracto de vainilla
- ½ taza de nueces picadas o chispas de chocolate o arándanos

Preparación

1. Precalienta el horno a 180 °C y prepara un molde para pan engrasándolo con aceite en aerosol o cubriéndolo con papel encerado.
2. En un tazón grande, mezcla el puré de plátanos, el azúcar de coco, el puré de manzana, la leche y la vainilla.
3. En otro tazón mediano, mezcla las harinas, el bicarbonato de sodio y la sal.

4. Agrega los ingredientes húmedos a los ingredientes secos. No mezcles demasiado o el pan de plátano puede quedar denso y gomoso.
5. Agrega nueces u otros complementos.
6. Hornea de 50 a 60 minutos hasta que metas un palillo en el centro y salga limpio. Mira el pan, aproximadamente, a los 40 minutos y si la parte superior comienza a dorarse, cúbrelo con papel aluminio.
7. Retira del horno y deja enfriar en el molde durante 10 minutos, antes de cortar y servir.

Tarta de aguacate con limón

Ingredientes para la base de la tarta

- ½ taza de coco sin azúcar rallado
- 1 taza de nueces picadas
- 1 taza de dátiles medjool (alrededor de 12 piezas)
- 1-2 cucharaditas de ralladura de limón
- 1 pizca de sal marina

Ingredientes para el relleno de la tarta

- 4 aguacates (aproximadamente 1½ tazas de puré de aguacate)
- ½ taza de jugo de limón recién exprimido
- ½ taza de néctar de coco o miel
- 2 cucharadas de aceite de coco
- 2 cucharaditas de ralladura de limón

Preparación

1. Mezcla los ingredientes de la base (coco, nueces, dátiles, ralladura de limón y sal marina) en un procesador de alimentos o hasta que los dátiles se hayan convertido en una pasta pegajosa que mantendrá unidos los ingredientes de la base. Saca

la mezcla del procesador y presiona uniformemente en un molde desmontable circular. Coloca en el congelador mientras haces el relleno de la tarta.

2. Mientras la corteza se asienta en el congelador, mezcla los ingredientes para el relleno (aguacates, jugo de limón, néctar, aceite de coco y ralladura de limón) en una licuadora de alta velocidad o en un procesador de alimentos hasta que quede cremoso.
3. Vierte el relleno de aguacate sobre la corteza y asegúrate de que el relleno esté uniforme y suave.
4. Coloca el relleno en el congelador, al menos 2 horas, pero puede ser toda la noche. Saca del congelador, retira el molde desmontable, deja reposar durante 10 o 15 minutos, corta en rebanadas y sirve.

Tip: cuanto más tiempo se deje, el relleno se ablandará y se volverá más como un pudín. Todavía sabe increíble, pero no tan firme. Guarda las sobras en el congelador.

Donitas proteicas

Ingredientes para la dona

- 1½ tazas de harina de almendra
- ½ taza de proteína vegetal de vainilla en polvo
- 1½ cucharaditas de polvo para hornear
- ¼ de cucharadita de sal marina
- ½ taza de miel de maple a temperatura ambiente
- 2 huevos grandes, a temperatura ambiente
- ¼ de taza de aceite de coco, derretido
- ¼ de taza de leche de almendra sin azúcar, a temperatura ambiente
- 2 cucharaditas de extracto de vainilla

Ingredientes para el glaseado de chocolate

- 3 cucharadas de cacao en polvo
- 1½ cucharadas de miel de maple, a temperatura ambiente
- 1 cucharadita de aceite de coco, derretido
- 1 cucharada de leche de almendra sin azúcar, a temperatura ambiente
- ½ cucharadita de extracto de vainilla

Preparación

1. Precalienta el horno a 180 °C. En un tazón mediano, agrega la harina, la proteína, el polvo para hornear y la sal. Revuelve hasta que se mezclen.
2. Agrega la miel de maple, los huevos, el aceite de coco, la leche de almendra y el extracto de vainilla al mismo tazón, y mezcla hasta que se combinen.
3. Rocía dos moldes para donas (de 6 cavidades) con aceite en aerosol y coloca la masa con una cuchara.
4. Hornea durante 10 minutos, o hasta que las donas salten cuando se presionan ligeramente.
5. Deja que se enfríen.
6. Mientras las donas se enfrían, haz un glaseado combinando cacao en polvo, miel de maple, aceite de coco, leche de almendra y vainilla en un tazón pequeño.
7. Una vez que las donas se hayan enfriado por completo, coloca el glaseado y congela las donas para que este se endurezca.

Tip: puedes guardar las sobras a temperatura ambiente durante 2 o 3 días. Para un almacenamiento más prolongado, coloca las donas en un recipiente hermético y guárdalas en el refrigerador durante 4 o 5 días, o en el congelador hasta por 3 meses.